SAÚDE em 5 minutos ioga

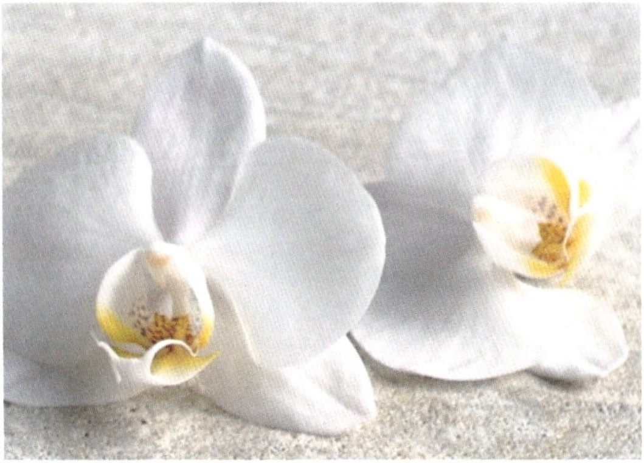

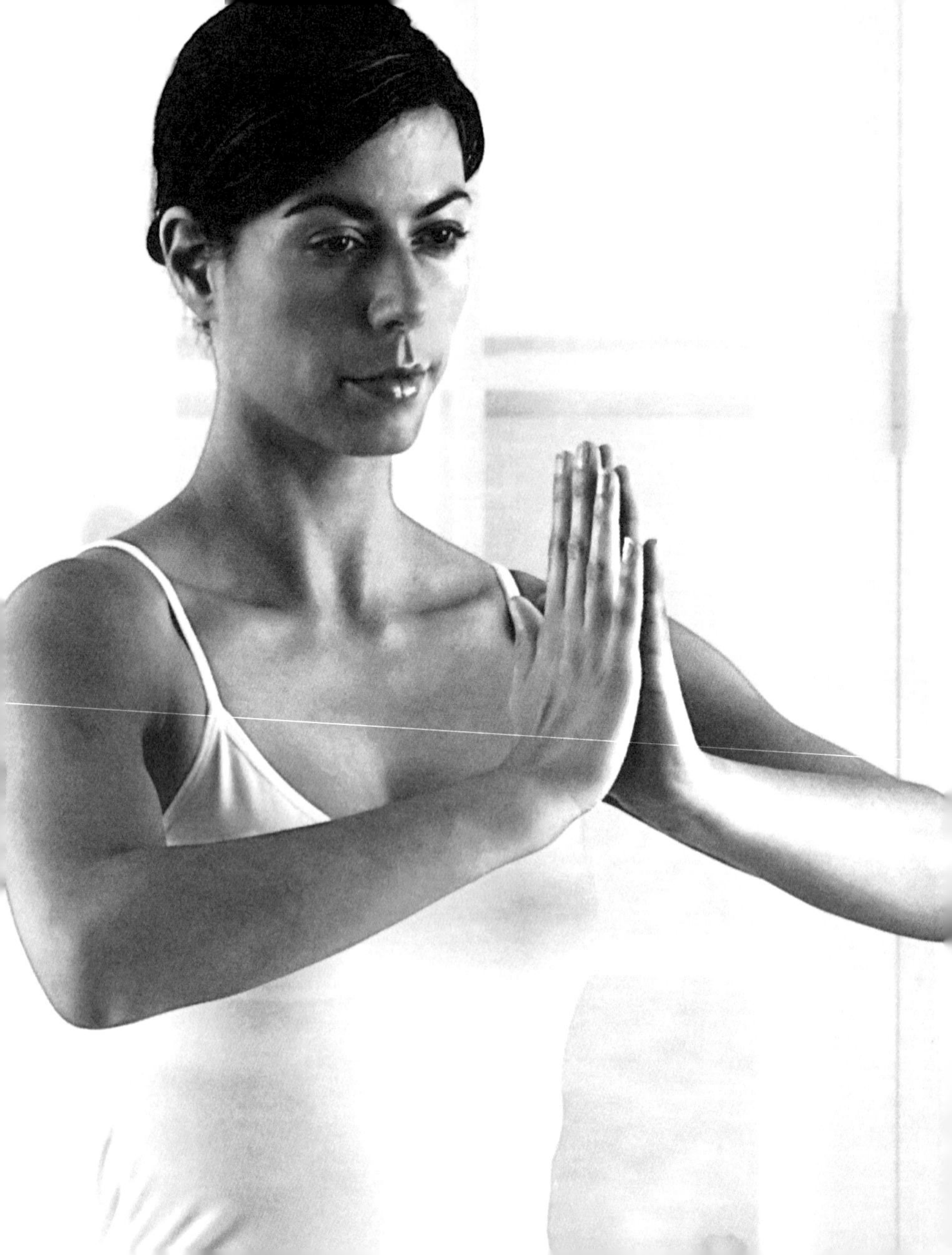

PUBLIFOLHA

SAÚDE em 5 minutos ioga

Christina Brown

Séries de 5 minutos para praticar em qualquer lugar a qualquer hora

SAÚDE em 5 minutos ioga

Christina Brown

Título do original: *Quick and Easy Yoga*

Esta obra foi publicada originalmente no Reino Unido e na Irlanda, em 2008, pela Duncan Baird Publishers Ltd, Castle House, Wells Street, 75-76, 6º andar, Londres W1T 3QH.

COORDENAÇÃO DO PROJETO: PUBLIFOLHA
Coordenação editorial: Camila Saraiva
Coordenação de produção gráfica: Soraia Pauli Scarpa
Assistência de produção gráfica: Mariana Metidieri

PRODUÇÃO EDITORIAL: ESTÚDIO SABIÁ
Tradução: Elvira Serapicos
Preparação: Capitu Escobar de Assis
Revisão: Célia Regina Rodrigues de Lima e Hebe Ester Lucas
Editoração eletrônica: Pólen Editorial

EDIÇÃO ORIGINAL:
Gerente editorial: Grace Cheetham
Editora: Zoë Fargher
Gerente de arte: Manisha Patel
Projeto gráfico: Jantje Doughty
Fotografias especiais: Jules Selmes

Nota dos editores: As informações deste livro não devem substituir tratamentos ou conselhos médicos profissionais. Se estiver grávida ou tiver qualquer problema de saúde, recomendamos a consulta a um médico antes de seguir as práticas aqui sugeridas. Os editores, assim como os profissionais que trabalharam na edição da obra, não podem ser responsabilizados por danos ou prejuízos sofridos devido às informações, exercícios ou técnicas terapêuticas contidas neste livro.

Dados Internacionais de Catalogação na Publicação (CIP)
(Câmara Brasileira do Livro, SP, Brasil)

Brown, Christina
Ioga / Christina Brown ; [tradução Elvira Serapicos]. – São Paulo : Publifolha, 2009. – (Série Saúde em 5 Minutos)

Título original: Quick & Easy : Yoga
ISBN 978-85-7914-018-1

1. Aptidão física 2. Hatha yoga 3. Yoga I. Título. II. Série.

09-00224 CDD-613.7046

Índices para catálogo sistemático:
1. Hatha yoga: Aptidão física 613.7046

A grafia deste livro segue as regras do **Novo Acordo Ortográfico da Língua Portuguesa**.

PUBLIFOLHA
Divisão de Publicações do Grupo Folha
Al. Barão de Limeira, 401, 6º andar
CEP 01202-900, São Paulo, SP
Tel.: (11) 3224.2186/ 2187/ 2197
www.publifolha.com.br

Este livro foi impresso em fevereiro de 2009 pela gráfica Corprint sobre papel offset 120g/m².

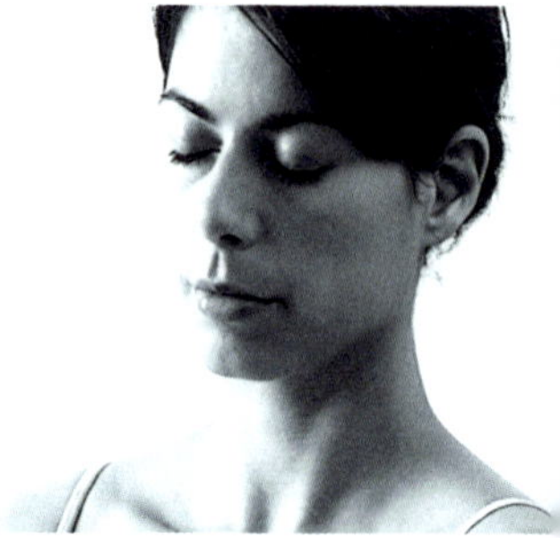

Para Nadine Uremovic, Peter Ross e Kristy Lee McMullen, pelo apoio ao processo de escrita, e a todos os meus professores.

sumário

introdução

De acordo com os editores do *Oxford English Dictionary*, a palavra mais usada em inglês é *time* – "tempo". Passamos o tempo, observamos o tempo, administramos o tempo, perdemos tempo, matamos tempo, porém, acima de tudo, estamos sempre tentando poupar tempo. É como se nunca tivéssemos tempo suficiente. Diante dessa ênfase do mundo moderno na eficiência, faz sentido descobrir como relaxar de maneira rápida e eficaz. Embora a prática da ioga possa se estender por horas, é possível sentir seus benefícios em minutos. Este livro se propõe eliminar a desculpa mais comum: "Não tenho tempo para fazer ioga", com exercícios simples e rápidos para reanimar, revitalizar e recuperar qualquer pessoa em apenas 5 minutos.

Meus alunos costumam entrar na sala de aula apressados e exaustos, ou apáticos e sem energia. Mas, após 5 minutos de aula, posso ver a mudança. A verdade é que você não precisa estar no Himalaia ou dedicar anos de vida apenas à ioga para desfrutar seus benefícios. Para dar espaço às alegrias propiciadas pela ioga, basta mergulhar neste livro por 5, 10 ou 20 minutos, praticando os exercícios.

por que a ioga nos faz tão bem?

As posturas da ioga fortalecem, alongam, flexibilizam e soltam o corpo; energizam, acalmam, purificam e melhoram o poder de concentração da mente, além de aumentar a resistência e a elasticidade de músculos, tendões e ligamentos. A hataioga (posturas combinadas com respiração e meditação – mostradas neste livro) é a forma ideal de exercício, se você tem vida sedentária. Muitos de nós saem do trabalho direto para casa, jantam e assistem à televisão, sempre na mesma posição sentada, com os ombros arqueados e as costas dobradas para a frente. Até tarefas domésticas como passar roupa, cozinhar, lavar a louça, passar aspirador e limpar nos deixam ainda mais encurvados. As posturas da ioga são incrivelmente úteis para quem fica sentado diante do computador a maior parte do dia, ou cujas tarefas diárias afetam negativamente a postura. Nosso corpo anseia por alongamentos laterais, torções e flexões para trás, e exulta quando as praticamos.

A prática da ioga também nos preenche. A vida moderna dá muita importância ao intelecto, e a ioga nos traz uma nova consciência se perdemos contato com o eu físico. Vi alunos com o corpo enrijecido e tenso no início da aula que depois saíram flutuando pela rua; outros, depois de uma única aula, disseram que se sentiram mais altos e que dormiram melhor. A salutar disciplina da ioga simplesmente torna a vida melhor e mais fácil. A prática da ioga é duplamente gratificante: pode fazer parte da jornada interior rumo à harmonia, mas sua prática causa tamanho bem-estar físico que é, em si, uma grande recompensa.

mente, corpo e alma

A maioria das pessoas sabe que a prática da ioga neutraliza a assimetria e os maus hábitos de postura. Mas a hataioga é única, quando comparada a outras formas de exercício, porque atinge todos os aspectos do nosso ser. A ioga toca a mente, o coração e a alma, reconciliando corpo, respiração, pensamentos, emoções e espírito. Você sabe como é isso se já relaxou profundamente no fim de uma aula de ioga, ou se já se soltou em uma postura tranquila, reparadora, e se já deixou seu corpo ser tomado pela consciência de um alongamento energético, reanimador. Alcançamos a paz interior quando relaxamos e nos entregamos à sensação de plenitude. É como expirar profundamente ao afundar em uma banheira de água morna ao fim de um dia difícil. É quando você se lembra de quem realmente é, depois do redemoinho diário que o faz esquecer. Como tantas pessoas descobriram, fazer uma única postura pode acalmar a mente e fazer o coração cantar. Por isso, pessoas do mundo todo praticam ioga e aproveitam seus benefícios.

A ioga também é um estado mental. O sânscrito *yoga* pode ser traduzido como cessação das flutuações da mente – estamos em estado de ioga quando a mente está quieta. As práticas físicas da ioga foram desenvolvidas para manter o corpo saudável; já as práticas de respiração e meditação foram concebidas para guiar a mente durante

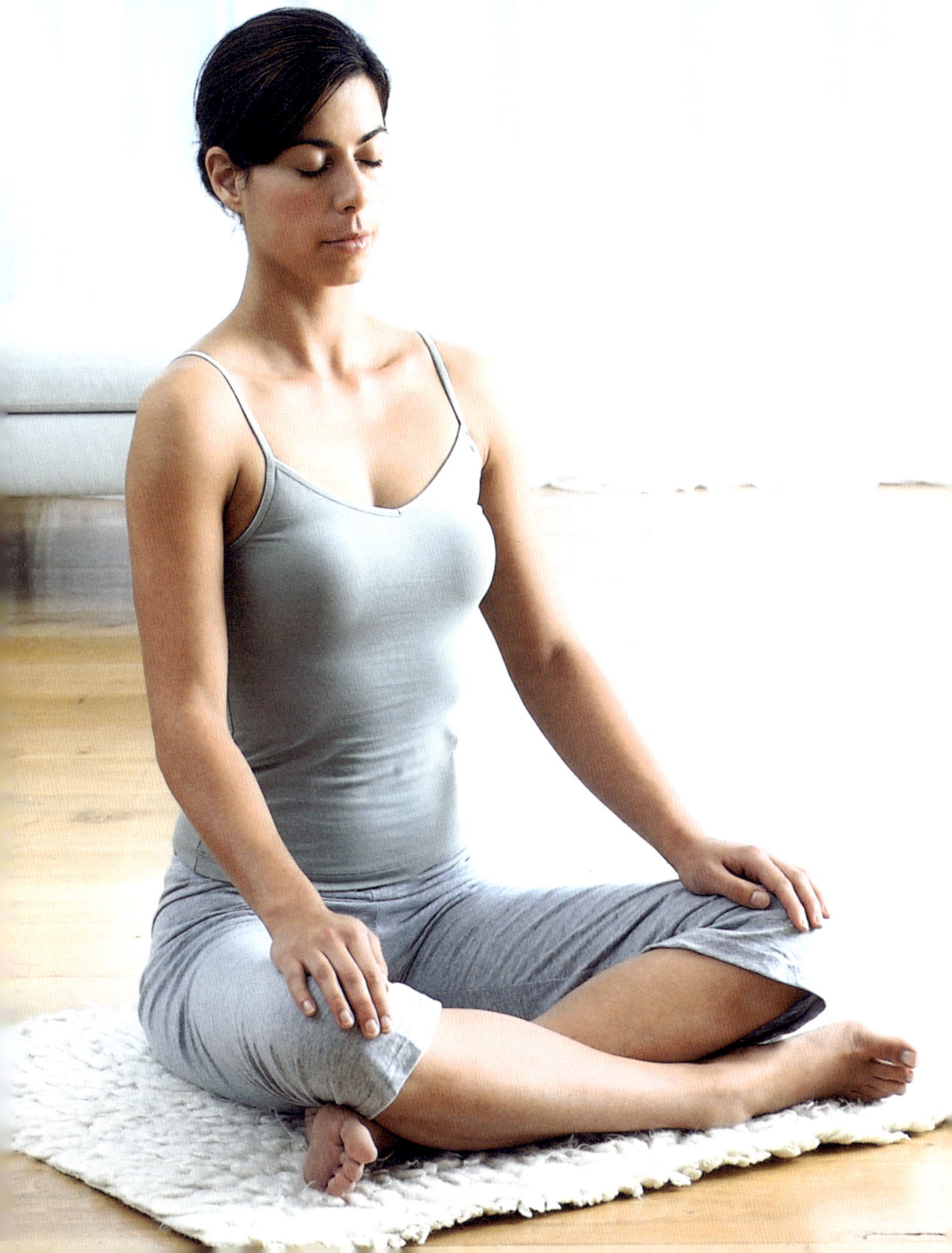

a vivência desse estado de ioga. Você pode simplesmente aproveitar os benefícios físicos da prática – isso é ótimo. Mas, se quiser ir além, a rica filosofia iogue surgida na Índia remonta a 2 mil anos e contém as respostas para questões fundamentais da história da humanidade, como: Quem sou eu? Por que estou aqui? O fato é que se pode alcançar a autorrealização com a ajuda da ioga.

Muitas pessoas buscam essas respostas fora de si próprias, esquecendo que elas estão dentro de nós. As sequências deste livro visam a fortalecer, soltar e libertar o corpo e colocar você no caminho que leva à jornada da autodescoberta. Costumamos pensar que para melhorar é preciso ir mais fundo, mais longe, com mais força ou mais vigor, e dedicamos muito esforço à luta para conseguir o espaço que imaginamos, aquele em que todos os problemas desaparecerão como num passe de mágica. Mas, às vezes, "melhorar" é apenas "ser". Lembre-se de que você não precisa "ir" a lugar algum para voltar para si próprio; você acabará descobrindo que já chegou. Tente se sentir satisfeito agora, onde estiver, e adote essa forma de pensar durante a prática da ioga.

Os dois primeiros capítulos deste livro apresentam exercícios de 5 minutos para praticar a qualquer hora e em qualquer lugar, em um mínimo de tempo e com um pouco de espaço. Quanto ao exercício intitulado "no trabalho", pode-se tentar fazê-lo na fila do ônibus ou do supermercado. Seja criativo, e será ainda mais fácil aproveitar a prática de ioga e adaptá-la à sua vida.

Exercícios específicos, como eliminadores de estresse, melhoradores de humor e incrementadores de energia, compõem os três capítulos seguintes. O último capítulo do livro contém exercícios para praticar em dupla: essa pode ser uma ótima forma de estreitar os laços com a pessoa amada, além de facilitar a integração da ioga à rotina diária. Por fim, se você tiver mais tempo para praticar, no final do livro há uma seleção de sequências do dia-a-dia. Elas são ideais para praticar em casa, e você pode completá-las entre 30 minutos e 1 hora.

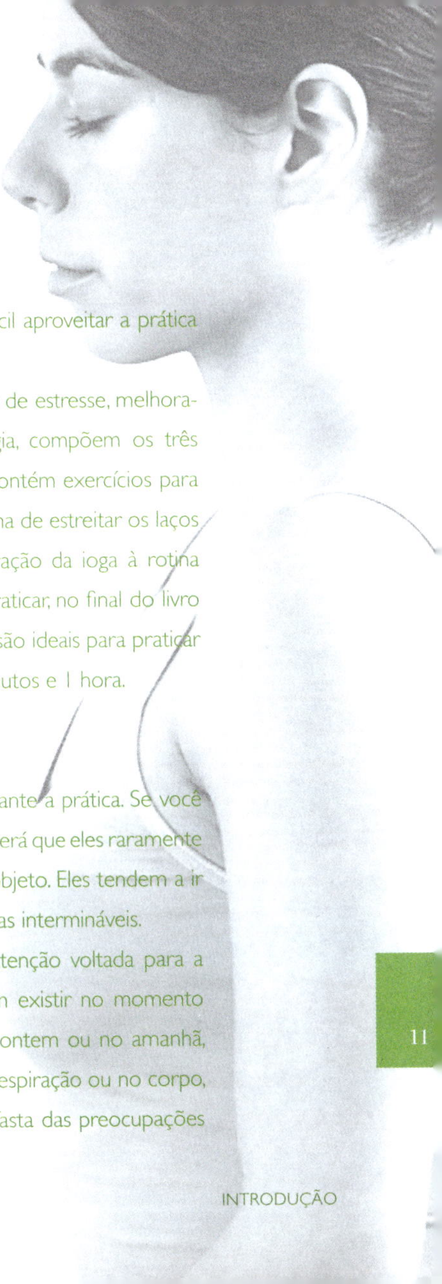

a prática

O segredo da eficácia da ioga é o seu foco durante a prática. Se você observar seus pensamentos por alguns minutos, verá que eles raramente ficam no presente ou se detêm em um único objeto. Eles tendem a ir para o passado ou para o futuro, em idas e vindas intermináveis.

Na prática da ioga, procure manter a atenção voltada para a respiração e para o seu corpo. Eles só podem existir no momento presente – para eles, é impossível ocorrer no ontem ou no amanhã, no passado ou no futuro. Ao se concentrar na respiração ou no corpo, você coloca a mente no aqui e agora. Isso a afasta das preocupações corriqueiras, permitindo que surja uma mudança em sua consciência: neste modo de ser, podemos entrar num estado de fluxo fácil, em que o estresse do dia-a-dia desaparece e afastamos o padrão habitual de pensamentos limitadores.

Se você não sabe nada sobre ioga, talvez precise de um pouco de tempo para entrar nesse estado de "fluxo". Você talvez tenha mais facilidade em um ambiente tranquilo ou quando a mente já estiver bem aquietada. No entanto, com a prática, bastará uma única postura deste livro para obter resultados, e com o tempo esse estado especial de ser será atingido rapidamente, mesmo que as condições não sejam ideais ou que sua mente esteja agitada. Mesmo que essa sensação seja curta e breve, poderá melhorar radicalmente a qualidade do seu dia.

Às vezes, ao começar a prática, você poderá estar se sentindo ansioso e com dificuldade de se concentrar; outras vezes, se sentirá no outro extremo, sonolento, pesado, com preguiça. O importante é começar e acreditar que vai recuperar o equilíbrio. Depois que se deixar absorver pela prática, você se sentirá mais solto, calmo e relaxado, e talvez mais conectado com uma força maior.

respiração

Existe uma ligação intrínseca entre a respiração e a mente – qualquer mudança em uma afetará a outra. Quando se sentir agitado ou inseguro, concentre-se na respiração para se acalmar e recuperar o equilíbrio. Quando se sentir sonolento e sem energia, a respiração consciente pode ser purificadora e trazer frescor ao seu dia.

Inspire e expire sempre pelo nariz para filtrar e aquecer a respiração (a respiração pela boca só é usada de vez em quando na ioga). Inspire quando estiver abrindo ou estendendo o corpo, quando estiver se levantando ou se alongando, fazendo uma torção com a parte superior das costas ou se flexionando para trás. Expire quando estiver fechando ou soltando o corpo, abaixando-se para a frente, fazendo torção com a parte de baixo das costas, abaixando braços ou pernas, ou quando se flexionar para a frente ou para as laterais. Fique atento ao que lhe parece melhor quando se movimentar e tenha sempre em mente que, mesmo nas posturas em que o corpo parece parado, a respiração está sempre em movimento.

encontre seu limite

A prática de ioga deverá trazer sempre alegria e melhora para sua vida. Se for muito intensa ou dolorosa, o corpo e a mente vão opor resistência a ela. Por outro lado, se não trabalhar o bastante, ficarão entediados. Procure encontrar o ponto ideal: seu limite. Isso significa

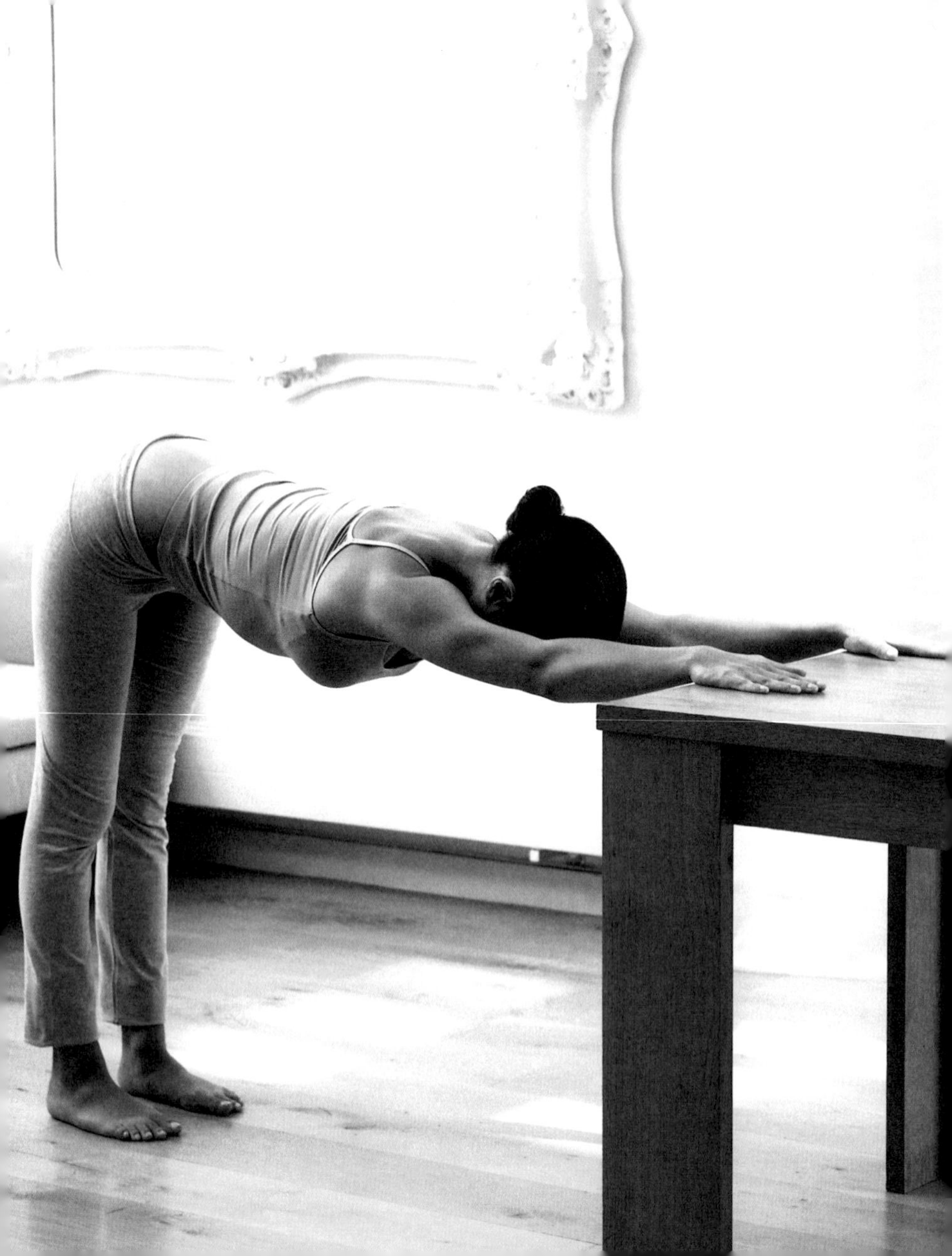

trabalhar em um nível de tensão saudável, sentindo tranquilidade e relaxamento no exercício.

A intensidade que você sentir em um alongamento forte não é necessariamente ruim. A dor é mais aguda que o desconforto, e não haverá nada de agradável nisso. Se realmente sentir dor, significa que você está com a postura errada ou que está forçando muito. Se ignorar a dor, acabará se machucando, por isso deixe o exercício e procure um professor de ioga experiente.

Sempre descanse entre os exercícios. Pratique posturas como as das páginas 56 ou 64 sempre que sentir necessidade. Verifique sempre se está respirando calmamente. Mude lentamente de uma postura para outra e relaxe os músculos em cada postura. Mantenha o rosto e os olhos relaxados. Preste atenção às instruções básicas sobre alinhamento, como para onde apontar os joelhos e os dedos dos pés. Procure não encurvar os ombros, principalmente ao erguer os braços. Dobre os joelhos ao fazer flexões para a frente ou ao voltar da flexão.

monte sequências

Muitos exercícios deste livro são combinações criativas de várias posturas da ioga, por isso funcionam como práticas autônomas. No entanto, se você preferir montar sua própria sequência, faça sempre:

um movimento de torção, um alongamento lateral, uma flexão para a frente, outra para trás, uma de equilíbrio, uma para fortalecer o abdome, uma inversão e uma postura para se centrar. As seis sequências apresentadas no fim deste livro ajudam a iniciar a prática de ioga em casa.

meditação

Em geral associa-se a ioga à prática de posturas (ássanas). Elas levam a mente a se concentrar naturalmente, conduzindo-a a uma condição mais meditativa. Você pode começar a fazer ioga regularmente para tonificar os músculos ou para curar uma dor nas costas, mas ficará surpreso com os efeitos mentais positivos obtidos com sua prática.

O objetivo clássico da prática da ioga (como diz a própria definição da palavra) é aquietar os movimentos da mente, e você poderá perceber que está alcançando esse aquietamento ao praticar os exercícios deste livro. Normalmente se crê que a meditação consiste em alcançar um estado mental específico. Mas a meditação é uma jornada e não um ponto de chegada. A melhor coisa que você pode fazer é observar e tentar aproveitar o processo. Aprenda a sorrir ternamente para si próprio se perceber que está ficando frustrado ou ansioso. Pare de querer conseguir alguma coisa. Quando fizer isso, você verá que está mais feliz com a prática e mais feliz consigo mesmo de modo geral. Além disso, vai notar que, independentemente de sua opinião sobre a qualidade do seu desempenho, o dia parece mais ensolarado quando pratica ioga.

dicas

Por fim, aqui estão algumas sugestões práticas para encontrar mais alegria na experiência com a ioga.

Não se preocupe com sua flexibilidade. Se consegue respirar, você consegue praticar ioga. Algumas pessoas me dizem que não são suficientemente flexíveis para a ioga. Você não precisa ser flexível para se tornar flexível! As posturas deste livro são adequadas até para a pessoa mais dura. Normalmente, nos corpos mais rígidos resultados aparecem primeiro – alguns alunos conseguem progressos notáveis em apenas quatro sessões.

Pratique onde puder. Demorei anos para meditar em casa porque achava que minha moradia precisava estar perfeitamente limpa antes de poder relaxar e praticar – e estou falando da casa inteira. Nunca consideramos acabado o trabalho doméstico, nem as outras tarefas do dia-a-dia, e sempre acharemos alguma desculpa para adiar a dedicação à saúde e à felicidade. Por isso, assuma agora mesmo um compromisso com a saúde e o bem-estar.

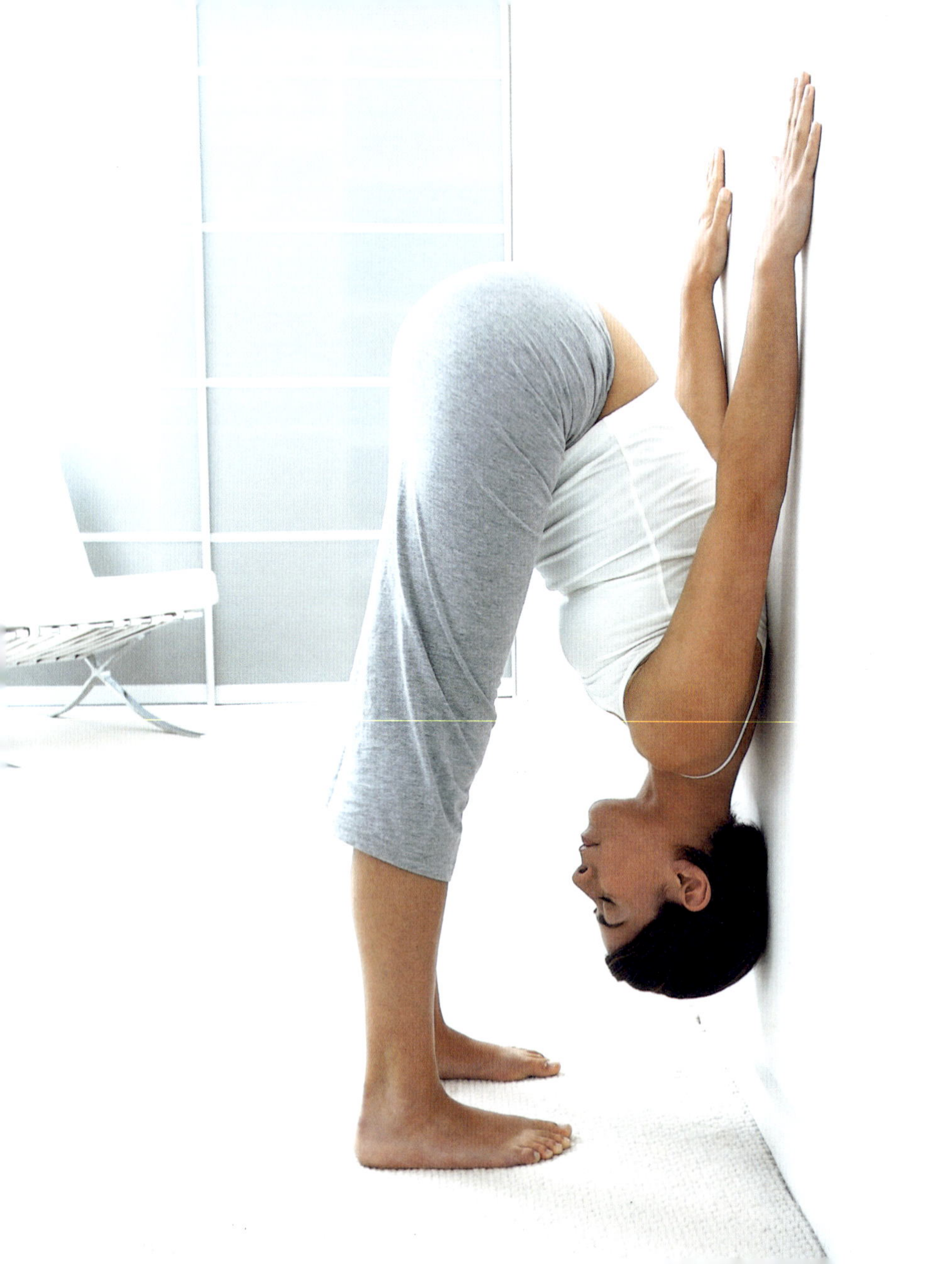

Use roupas confortáveis, tire sapatos e meias. Se não tiver um cinto de tecido próprio para ioga, use o cinto de um roupão.

Pratique com o estômago vazio. Se puder, espere três horas após uma grande refeição e uma hora depois de um lanche. Se planejar uma prática longa, beba muita água 30 minutos antes de começar, para não precisar de reidratação durante a prática.

E, mais importante, se tiver alguma doença ou ferimento ou se estiver grávida, consulte o médico antes de fazer qualquer um dos exercícios e fale com um professor experiente.

A ioga me deu muito prazer ao longo destes anos e espero que lhe traga alegrias também. Muitas pessoas nunca conseguem começar a prática porque acham que estão muito ocupadas; este livro pretende encorajar você a colocar a ioga em sua vida da maneira que for possível. Ao encontrar pequenos intervalos para si próprio, você vai descobrir uma satisfação maior do que imaginava. Aproveite esses intervalos, volte para seu centro e esteja aberto para um diálogo consigo mesmo. Lembre-se de que não se trata de autoaperfeiçoamento à custa da autoaceitação. Em vez de tentar apenas tocar os dedos dos pés, lembre-se de que a prática da ioga também tem a ver com tocar o próprio coração.

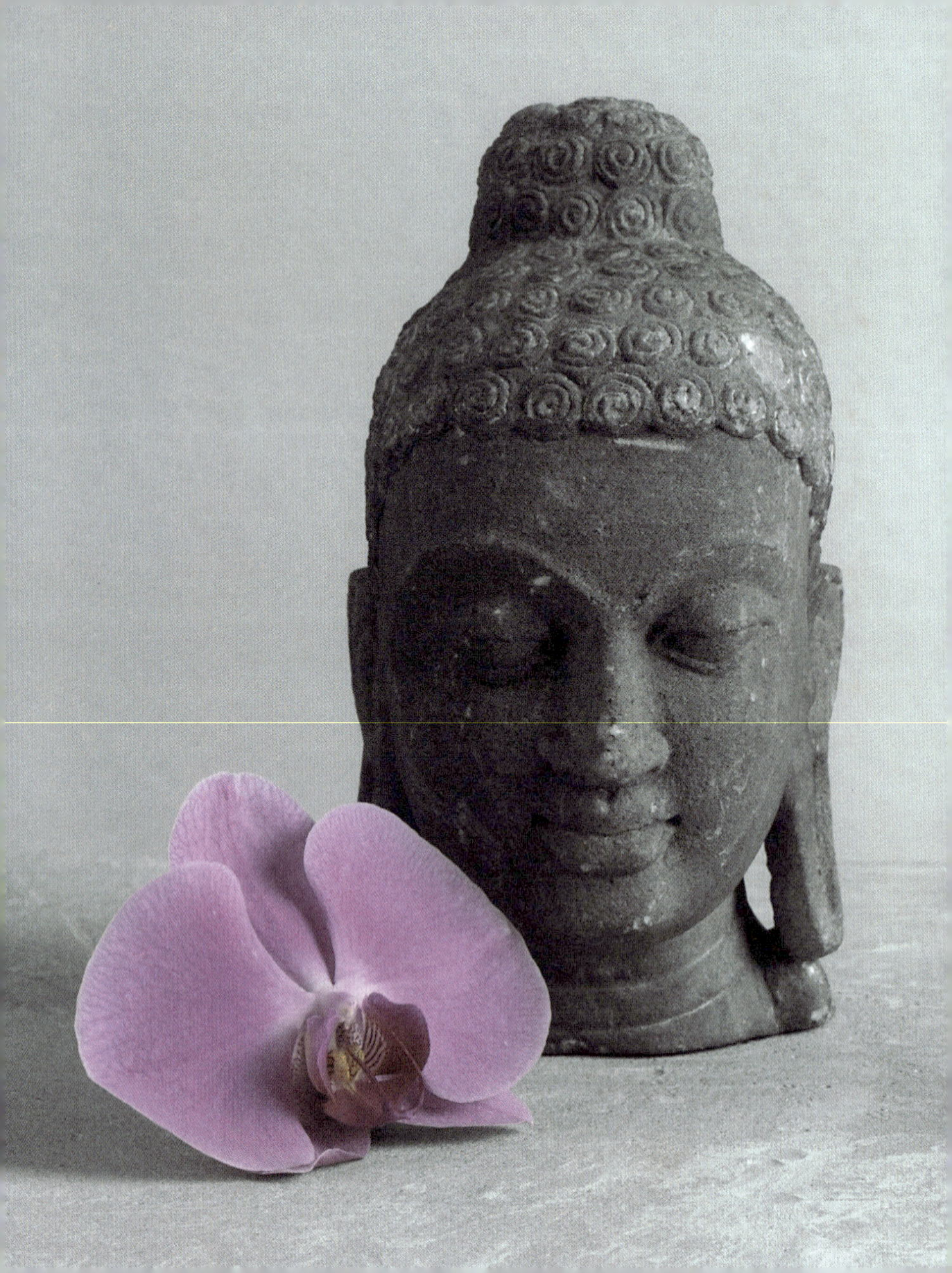

a qualquer hora

Saúde a manhã com uma sequência revigorante de ioga ou aumente o bem-estar durante o dia com uma miniprática na hora do almoço. As técnicas de ioga funcionam a qualquer hora, caso você precise restaurar forças e se concentrar antes de uma longa reunião ou se acalmar para dormir bem.

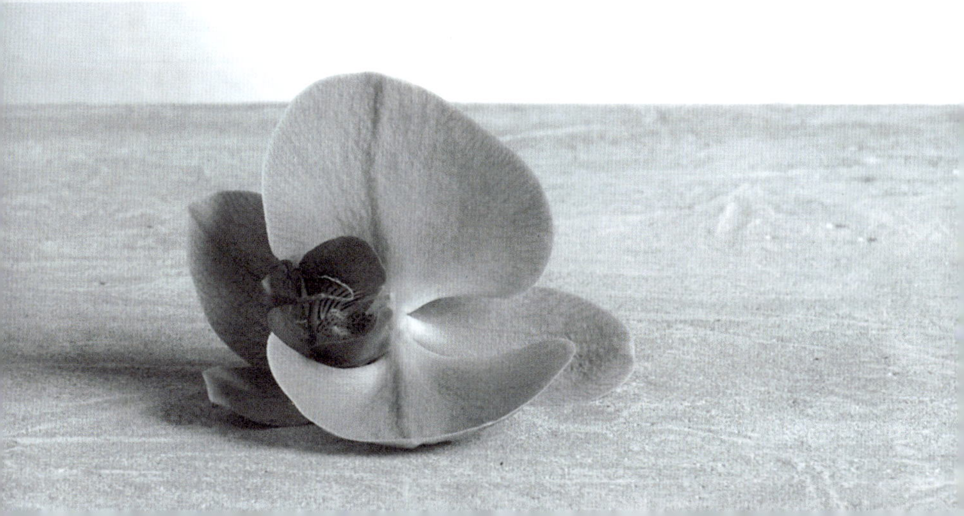

1 Fique de joelhos, com um joelho junto do outro. Dobre o corpo na altura dos quadris e estique os braços para a frente, com as mãos separadas na largura dos ombros. Abra bem as palmas das mãos e sinta os braços para colocar as nádegas sobre os calcanhares.

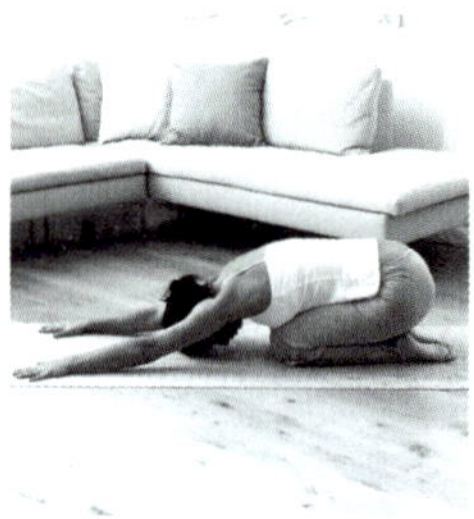

2 Ao inspirar, erga os ombros acima dos pulsos. Coloque o quadril de modo que o pescoço e a coluna formem uma linha reta entre os joelhos e ombros. O lado de dentro dos cotovelos fica para a frente, os dedos dos pés apontam para o céu.

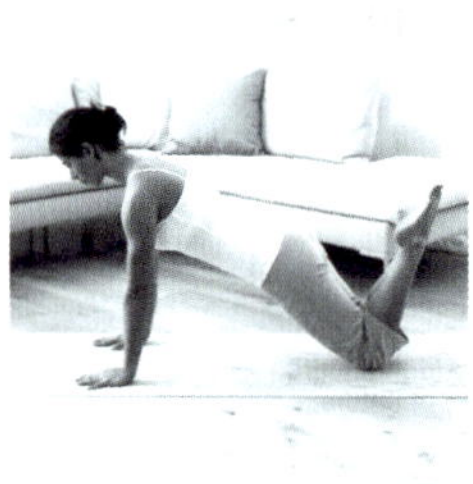

3 (*à direita*) Enquanto expira, dobre os cotovelos, com o peito acima do chão. Empurre os cotovelos para trás, roçando as laterais do corpo, em vez de para os lados. Contraia o umbigo para ativar os músculos abdominais e as costas não se arquearem.

4 Inspire, voltando a colocar os ombros acima dos pulsos. Para não arquear as costas, encaixe os músculos abdominais. Inspirando, volte à posição inicial. Conduzido pela respiração, faça mais quatro ciclos desta sequência de quatro passos.

ativador matinal
revigorante

deixe que a respiração conduza os movimentos

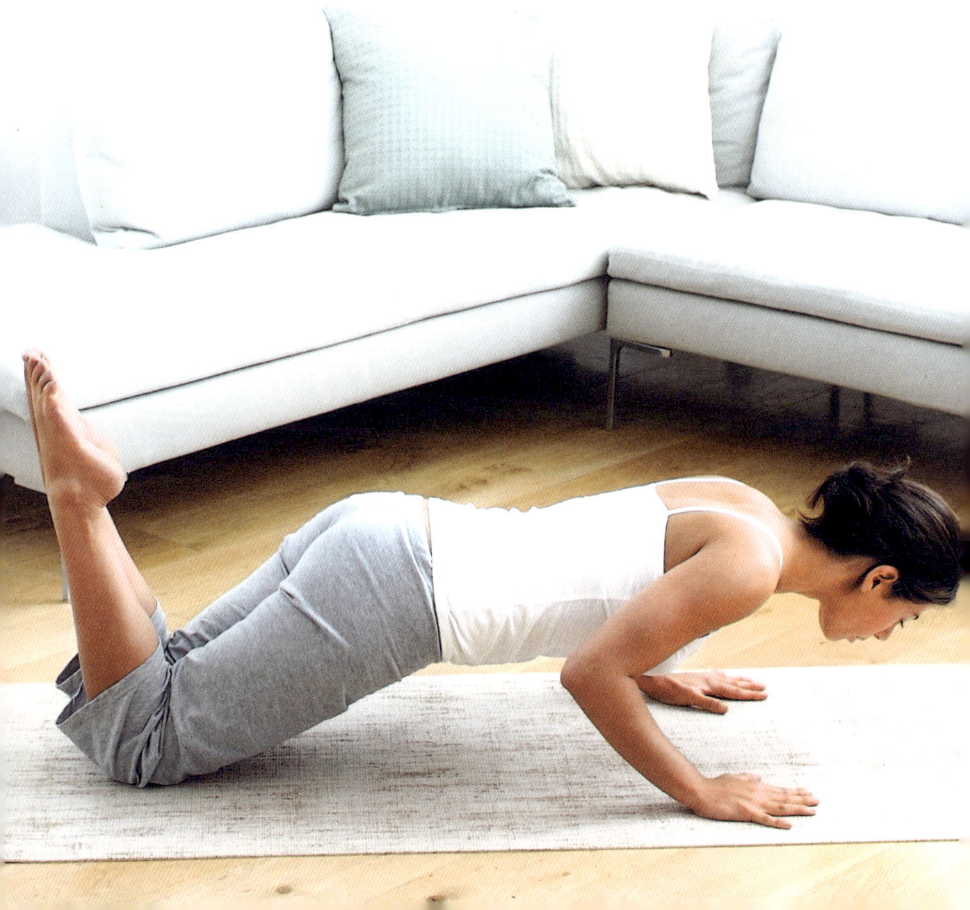

1

Sente-se no chão e dobre o joelho direito para trás, apoiando o pé direito na nádega direita. Ponha a sola do pé esquerdo sob a coxa direita. Entrelace os dedos atrás da cabeça. Mantenha as nádegas apoiadas no chão.

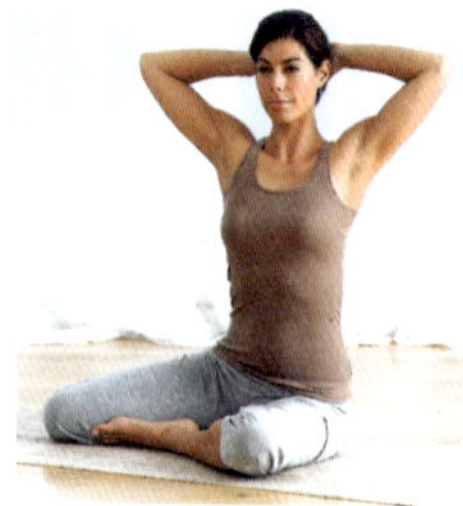

2

(*à direita*) Inspire e abra bem os cotovelos, expandindo o peito. Depois expire e, com os cotovelos abertos, vire-se para a esquerda. Deixe o osso do lado direito do quadril segui-la no movimento, indo para a frente e subindo. Comprima o abdome para dentro e o umbigo para a esquerda.

3

Inspire e retorne à posição inicial. As nádegas pressionam o chão. Respeite seu ritmo e não apresse a inspiração. Sinta como o centro de seu peito sobe quando você inspira. Aproveite esta respiração energizante.

4

Expirando, abaixe o cotovelo direito na direção do pé direito. Estenda o cotovelo esquerdo para cima enquanto ergue e alonga a lateral esquerda do corpo. Inspire e volte para o centro; repita a torção e o alongamento lateral cinco vezes, inspirando para se virar e expirando para se alongar. Depois mude as pernas para trabalhar o outro lado.

levante-se e mexa-se energizante

desperte seu centro
para alegrar o seu dia

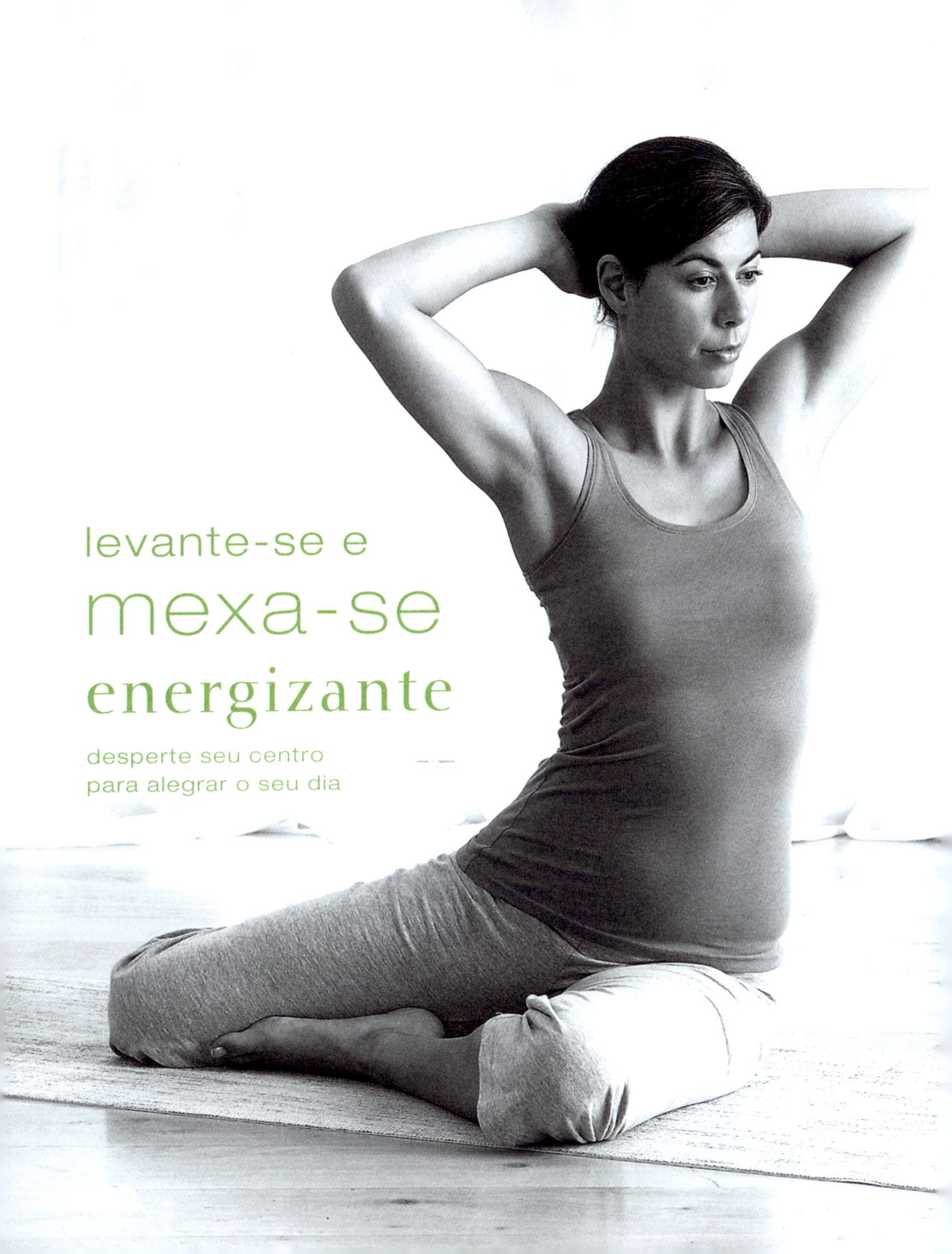

despertar matinal reanimadora

recarregue-se com esta sequência energética

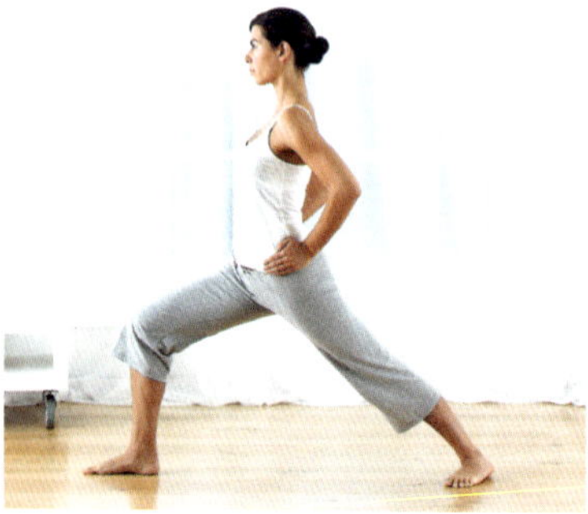

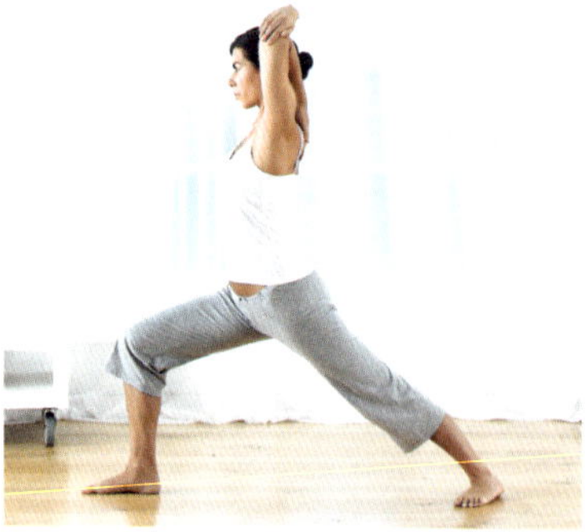

1 Fique em pé, com uma distância de 1,5 m entre os pés, as mãos nos quadris. Deixe os dedos do pé direito apontando para a frente e os do pé esquerdo em um ângulo de 45°. Empurre o quadril esquerdo para a frente, deixando o corpo alinhado à frente. Dobre a perna da frente, colocando o joelho acima do tornozelo.

2 Erga o braço esquerdo. Girando o ombro internamente, dobre o braço e apoie a mão nas costas com os dedos apontando para baixo. Procure abaixá-la o máximo possível. Com a mão direita no cotovelo esquerdo, procure aumentar o alongamento.

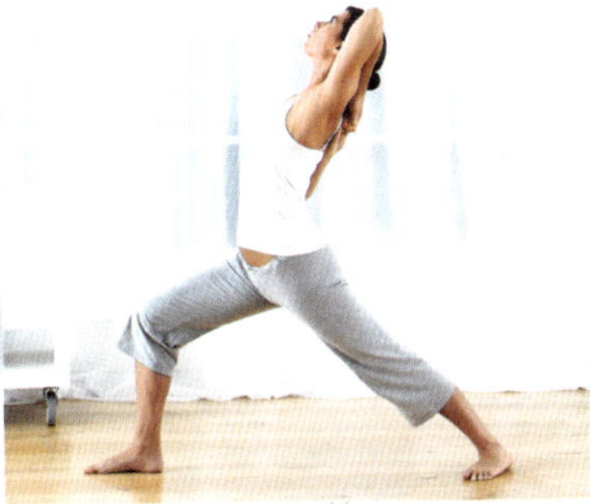

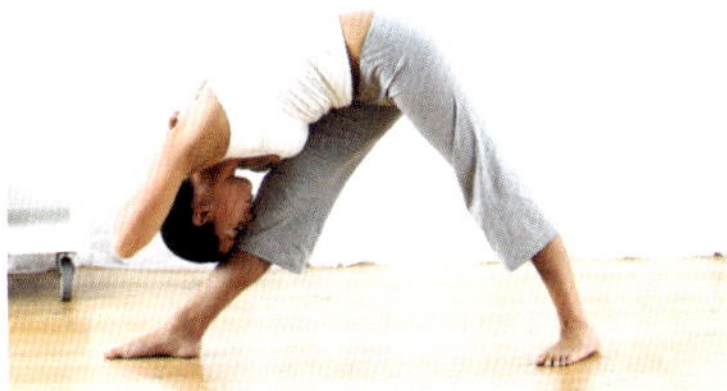

3 Fique aí ou, para um maior alongamento dos ombros, coloque o braço direito atrás das costas e tente erguer a mão para pegar os dedos da mão esquerda (ou segurar um cinto entre as duas mãos). Olhe para cima e use a pressão das suas mãos apoiando a coluna para fazer uma flexão para trás.

4 Expire ao estender o joelho da frente e se dobrar na altura do quadril para flexionar o corpo para a frente. Depois inspire, dobre o joelho e volte para a flexão para trás. Movimente-se entre essas duas posições; para cima em cada inspiração e para a frente em cada expiração. Depois de dez respirações, trabalhe o outro lado.

1

Com os pés abertos na largura dos quadris, erga os braços acima da cabeça, com as palmas das mãos uma para a outra. Abaixe as escápulas, sentindo o alongamento do pescoço. Apoie-se bem no chão e deslize os pés para a frente, agachando--se levemente. Arqueie a coluna.

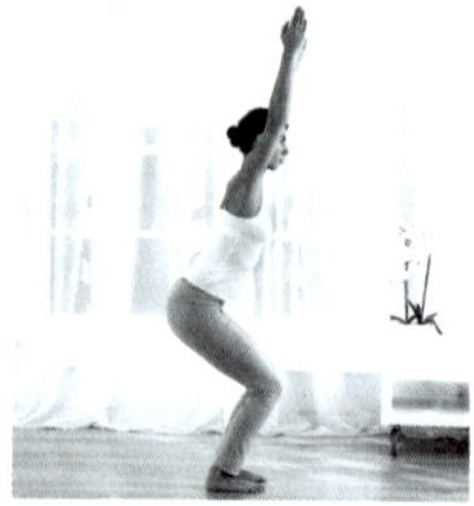

2

Depois de respirar seis vezes, junte as palmas das mãos na frente do peito. Empurre-as com força, sentindo os músculos do peito. Verifique se os joelhos estão alinhados com os dedos médios, que devem estar apontando para a frente. Mantenha ativados os músculos das costas.

3

(*à direita*) Agora agache-se mais um pouco, enquanto gira e encosta o cotovelo esquerdo no lado de fora do joelho direito. Abra os cotovelos um pouco mais de forma que os pulsos fiquem perto do seu peito. Veja se consegue realinhar os joelhos para que fiquem na mesma altura. Vire a cabeça e olhe para cima enquanto respira oito vezes.

4

Volte para a posição do início e imagine que os braços são uma extensão da coluna. Respire cinco vezes para voltar a se centrar. Depois gire o tronco para a esquerda e coloque o cotovelo direito do lado de fora do joelho esquerdo, olhando por cima do ombro esquerdo. Volte ao centro após oito respirações.

inspiração

na hora do almoço

para equilibrar

limpe a mente com uma
torção para se centrar

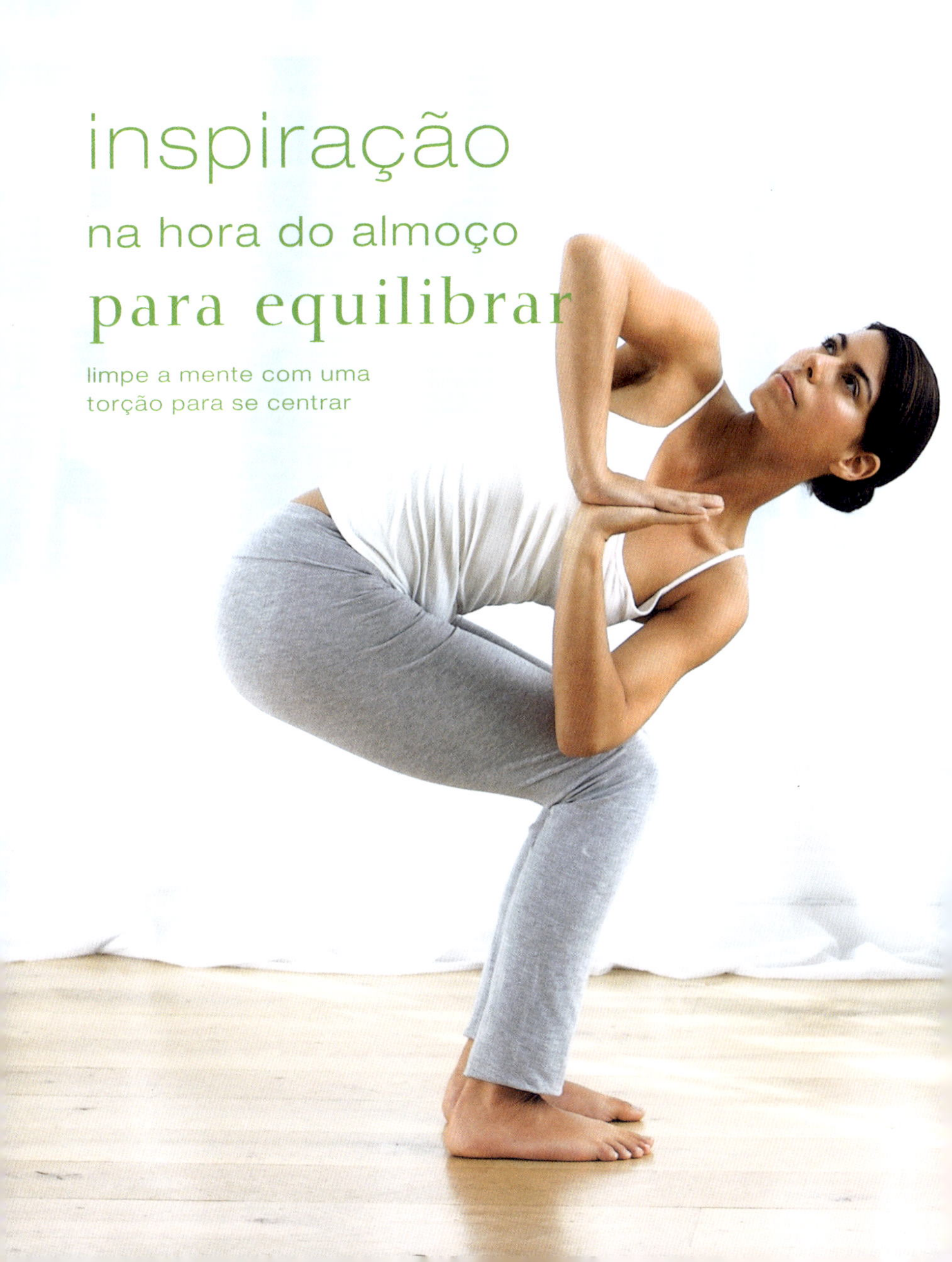

estabilizador da tarde

para se soltar

libere as tensões de um longo dia

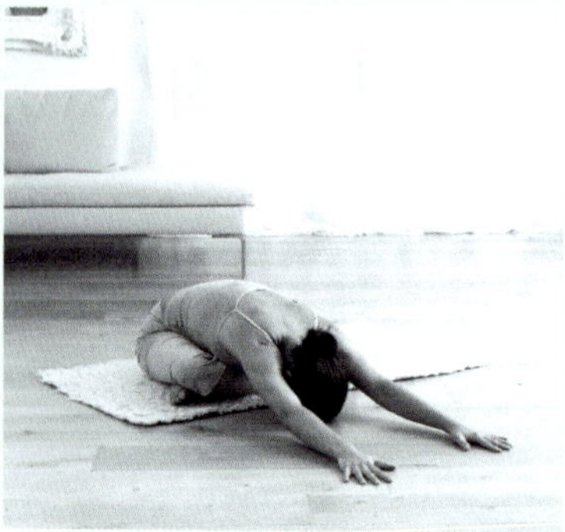

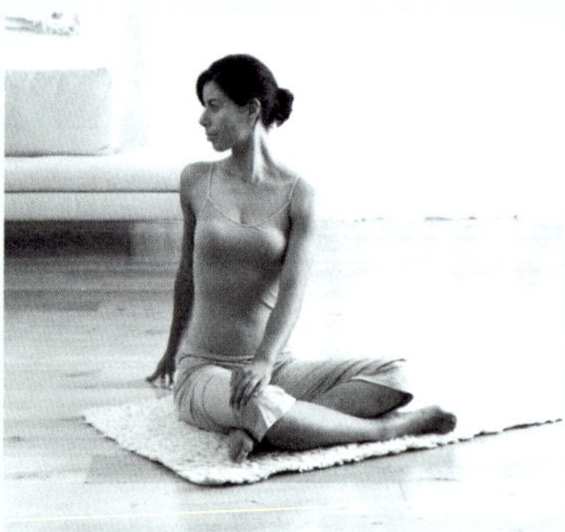

1 Sente-se no chão com as pernas cruzadas, inspire e erga as duas mãos. Ao expirar, estenda-as à frente do tronco colocando as duas mãos no chão. Inspire e expire seis vezes, enquanto escorrega o corpo gradualmente para a frente. Depois solte o pescoço e fique assim enquanto respira dez vezes.

2 Inspire para subir. Coloque a mão esquerda no joelho direito e as pontas dos dedos da mão direita no chão atrás de você. Encontre o ponto que lhe dê a melhor tração e gire para a direita. Inspire e fique ereto. Ao expirar, estreite a coluna e intensifique a torção. Fique assim e respire cinco vezes.

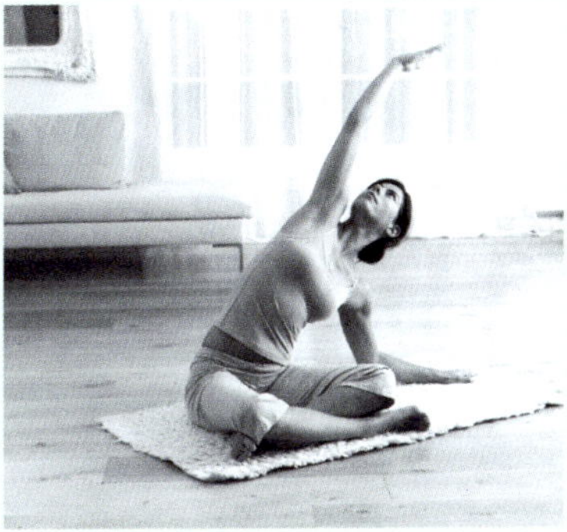

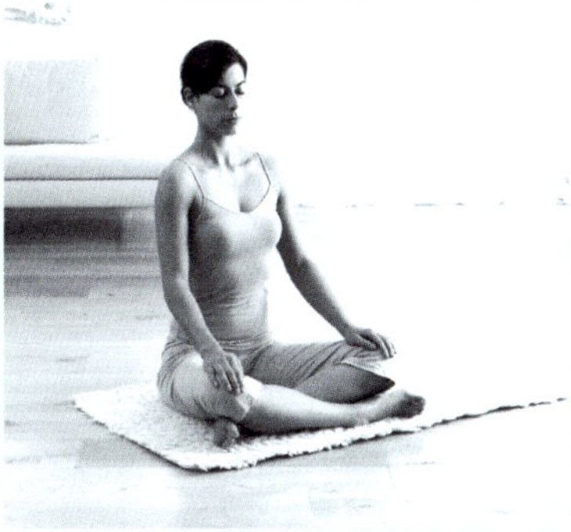

3 Volte para o centro. Escorregue a mão esquerda pelo chão, na linha do quadril. Levante o braço direito sobre a cabeça, com a palma da mão direita virada para baixo, acima da mão esquerda. Alongue bem. Fique assim e respire cinco vezes. Alterne as pernas cruzadas e repita toda a sequência do outro lado.

4 Agora coloque as mãos nos joelhos, erga a coluna e sinta uma leveza no peito. Com os olhos fechados, fique nessa posição e respire dez vezes lentamente, observando sua respiração. Mantenha-se ligado a esse tranquilo espaço interior, enquanto abre os olhos lentamente para saudar o mundo exterior.

desestressante

da noite restauradora

sinta o peso da gravidade
e relaxe bem

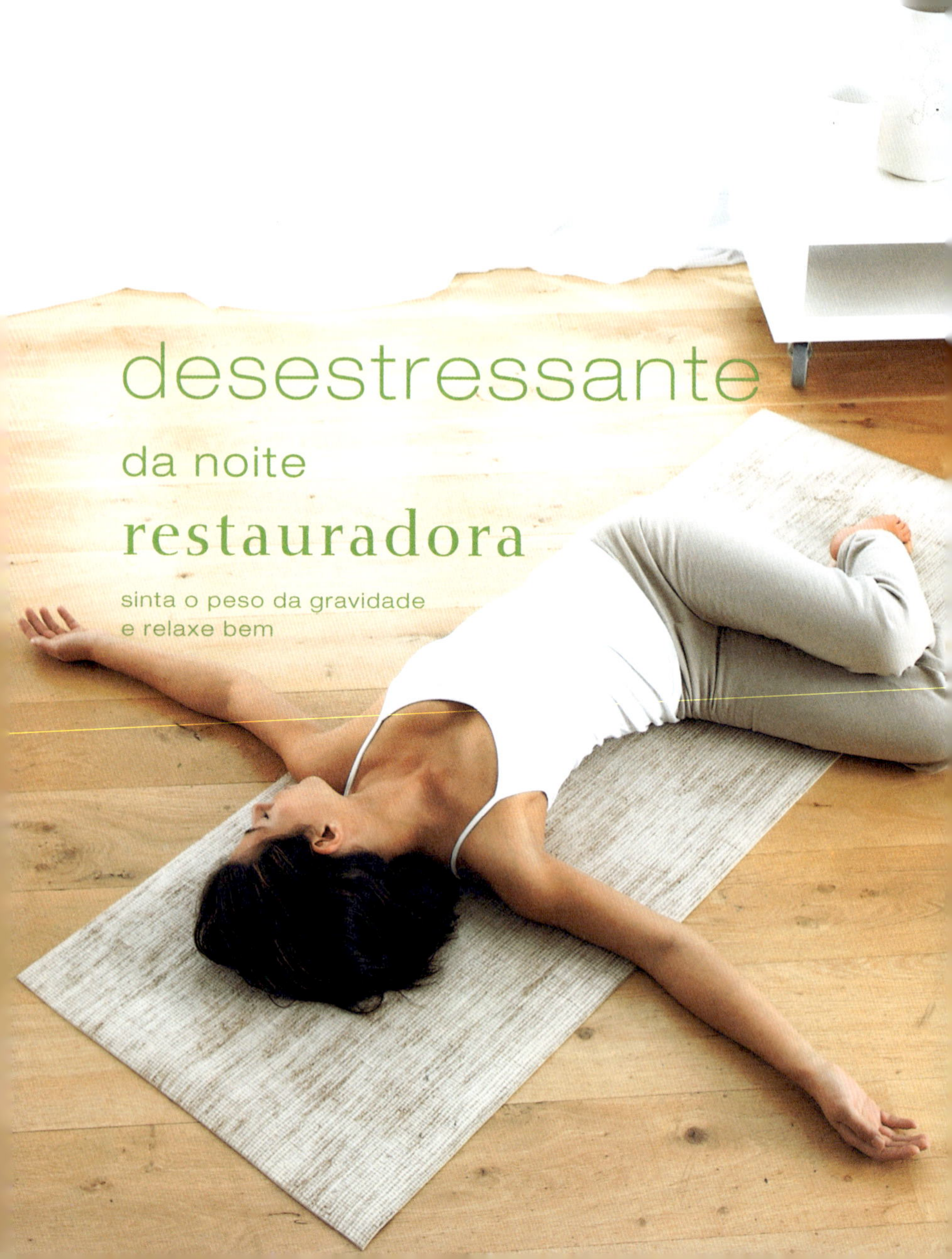

1 Deite-se de costas com os joelhos dobrados. Segure os joelhos e vá girando lentamente no sentido horário, massageando suavemente a lombar, durante cinco voltas. Mude o sentido e gire os joelhos para o outro lado. Depois, abrace os joelhos junto ao peito e balance delicadamente de um lado para o outro, soltando a tensão das costas.

2 Passe o braço direito em torno das canelas e abra o braço esquerdo, com a mão na altura do ombro. Aperte os joelhos e traga-os para a direita, colocando-os o mais próximo possível da axila. Solte o ombro esquerdo no chão e estenda o braço direito para o lado.

3 (*à esquerda*) Relaxe completamente as duas pernas no chão. Deixe os tornozelos e pés bem soltos. Deixe as escápulas se abrirem nas suas costas. Vire a cabeça para a esquerda. Não há mais trabalho a fazer nesta postura. Apenas relaxe, respire uniformemente, sinta o rosto se suavizar e deixe a pele ficar tão macia quanto manteiga. Aproveite.

4 Depois de dois minutos, erga as pernas para voltar ao centro. Fique totalmente deitada e sinta a lombar. Observe o lado esquerdo, mais nivelado, mais solto, mais longo e mais feliz! Erga as pernas novamente e vire lentamente para a esquerda, terminando com mais cinco voltas, no sentido horário e no anti-horário.

1 Dobre um cobertor e coloque-o sobre o assento de uma cadeira. Sente-se no chão com as pernas estendidas para a frente, entre as pernas da cadeira, que deve estar cerca de 60 cm à sua frente. Dobre o joelho direito para fora, apoiando a sola do pé direito na coxa esquerda.

2 Inspire, erga os braços e, ao expirar, dobre-se para a frente e coloque os braços sobre o assento da cadeira. Deixe a testa descansar sobre o cobertor, na parte da frente da cadeira. Você talvez tenha que dobrar o cobertor mais uma vez para que a cabeça possa descansar confortavelmente.

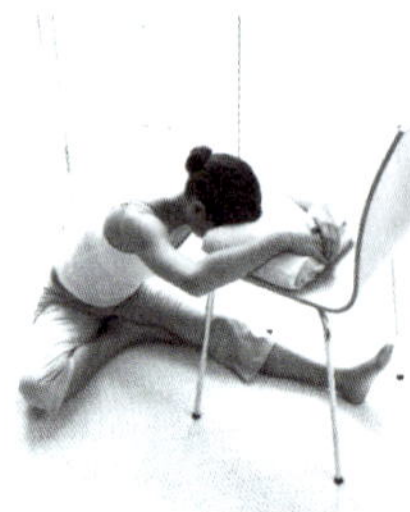

3 (*à direita*) Se você for bastante flexível, coloque um cobertor dobrado sobre a perna estendida, dobre-se para a frente e descanse a cabeça. Quer escolha esta ou a posição anterior, fique por dois minutos, respirando fundo. Ao entregar-se à postura, você pode afastar a cadeira ou o cobertor para aumentar o alongamento. Repita do outro lado.

4 Para uma variação agradável, abra bem as pernas, coloque a cadeira no meio e dobre-se para a frente. Coloque os braços bem soltos sobre o assento da cadeira e apoie a testa no cobertor. Feche os olhos e descanse por dois minutos ou mais. Quando seu corpo relaxar, afaste a cadeira para aumentar o alongamento.

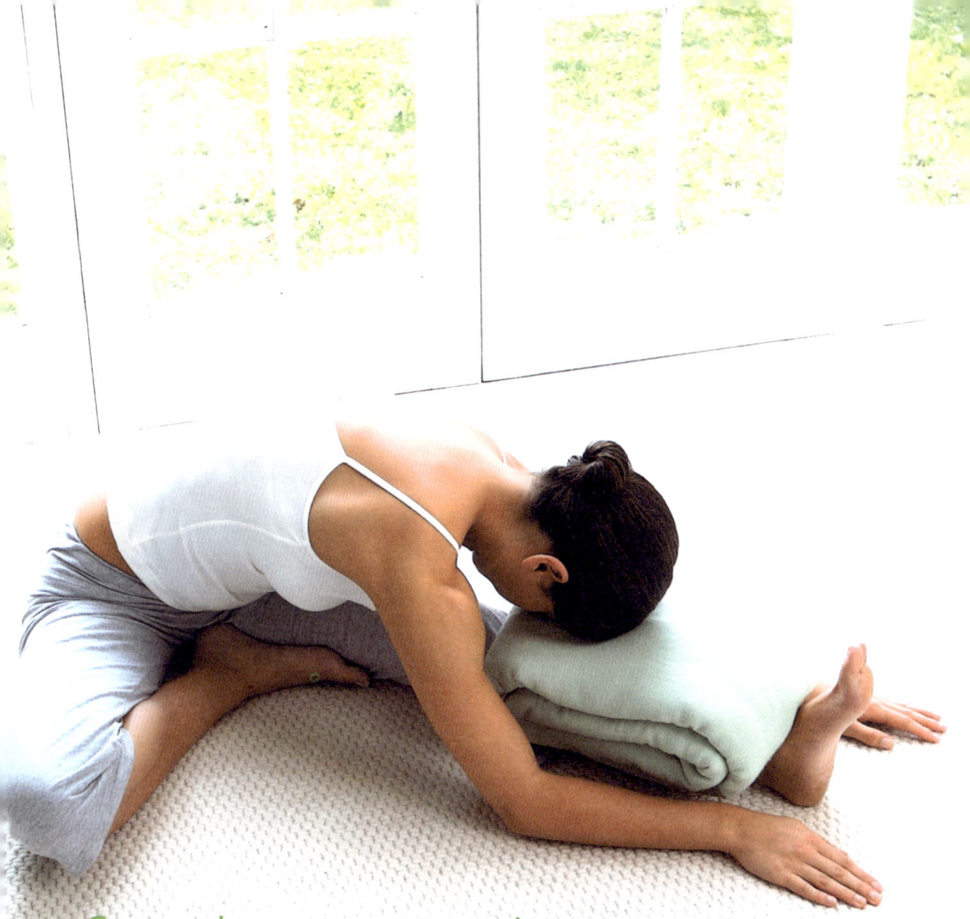

fechamento para dormir

acolhedora

dê as costas para o mundo exterior e relaxe seu mundo interior

encerre o dia
para acalmar

suavize a tensão dos ombros e
deixe as preocupações para outro dia

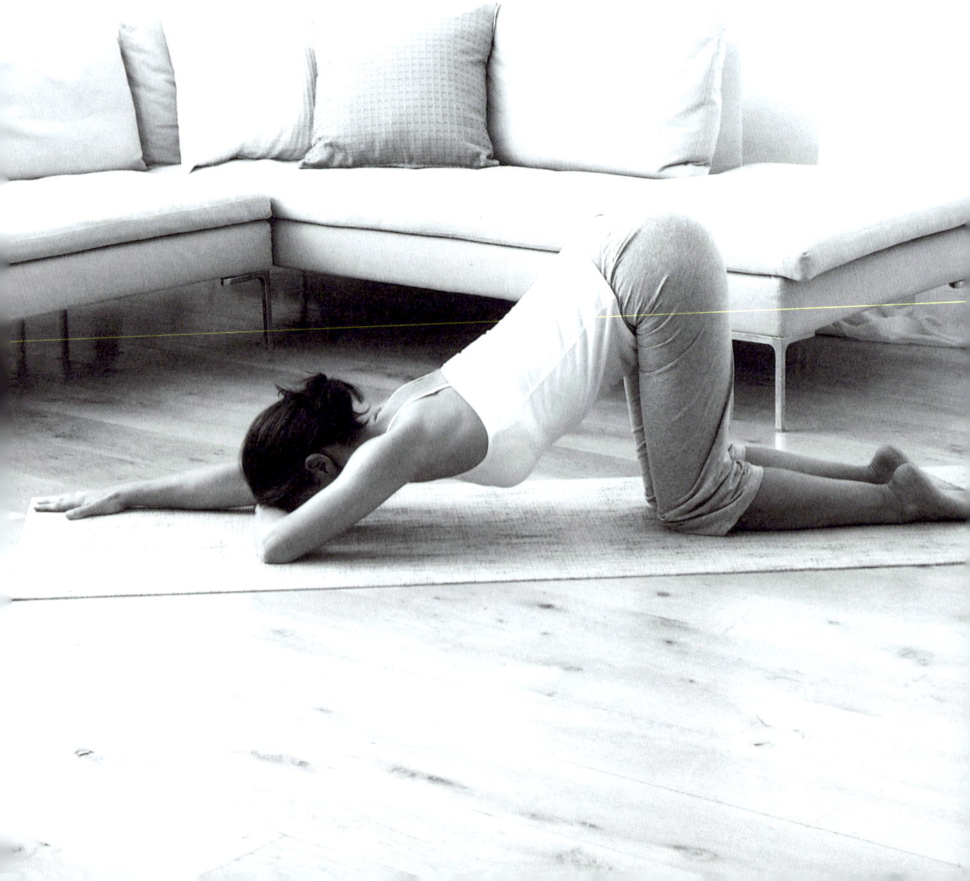

1 Fique de quatro e em seguida coloque os antebraços no chão. Estenda a palma da mão direita para a frente, o máximo que puder. Coloque a palma da mão esquerda debaixo do cotovelo direito. Deixe os quadris exatamente acima dos joelhos para que você possa apreciar o profundo alongamento proporcionado por esta postura.

2 Mantendo o cotovelo direito acima do chão, force um pouco mais a mão direita e coloque a testa sobre o antebraço esquerdo. Continue com os quadris acima dos joelhos e vá para trás com os joelhos, se necessário.

3 Arrume a posição do antebraço esquerdo para que seu nariz não fique amassado e você possa sentir as vértebras do pescoço alinhadas com o restante da coluna. Suas costas devem se curvar em direção ao chão num declive longo e elegante.

4 (*à esquerda*) Agora apoie a mão direita no chão para não cair e empurre o quadril direito para trás para sentir um maravilhoso alongamento em todo o lado direito do tronco. Deixe o peito se abaixar na direção do chão. Depois de dez respirações, repita do outro lado.

1 Com 1,5 m entre os pés e as mãos nos quadris, vire o pé direito num ângulo de 90° para fora, e a perna e o pé esquerdos para dentro a 15°. Encaixe o quadril paralelamente ao pé direito e dobre o joelho direito de forma que fique acima do tornozelo direito.

2 Abra os braços nas laterais, com as palmas das mãos para baixo. Concentre seu olhar na ponta do dedo do meio da mão direita. Abaixe as escápulas na direção da cintura. Sinta a energia correndo por trás do seu coração e ao longo dos braços até as pontas dos dedos.

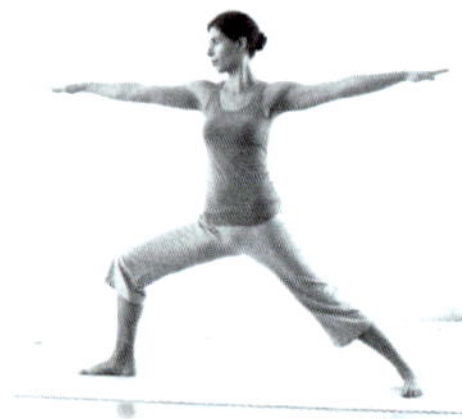

3 (*à direita*) Coloque seu cotovelo direito sobre o joelho direito, empurrando o joelho levemente para a direita e abrindo os quadris. Inspire nessa posição, depois, estenda o braço esquerdo acima da cabeça, com a palma da mão para baixo. Vire a barriga e o peito para cima, mantendo o olhar para cima enquanto estende o braço ainda mais para a direita.

4 Na próxima inspiração, abaixe o braço esquerdo e levante o braço direito para ficar na posição 2. Volte a olhar para o ponta do dedo médio da mão direita. Mantendo o joelho direito a 90°, expire novamente para voltar ao alongamento lateral. Continue por mais cinco respirações. Depois pratique todo o exercício do outro lado.

antes de
uma reunião
energizante

dê a si mesmo uma ativada na energia

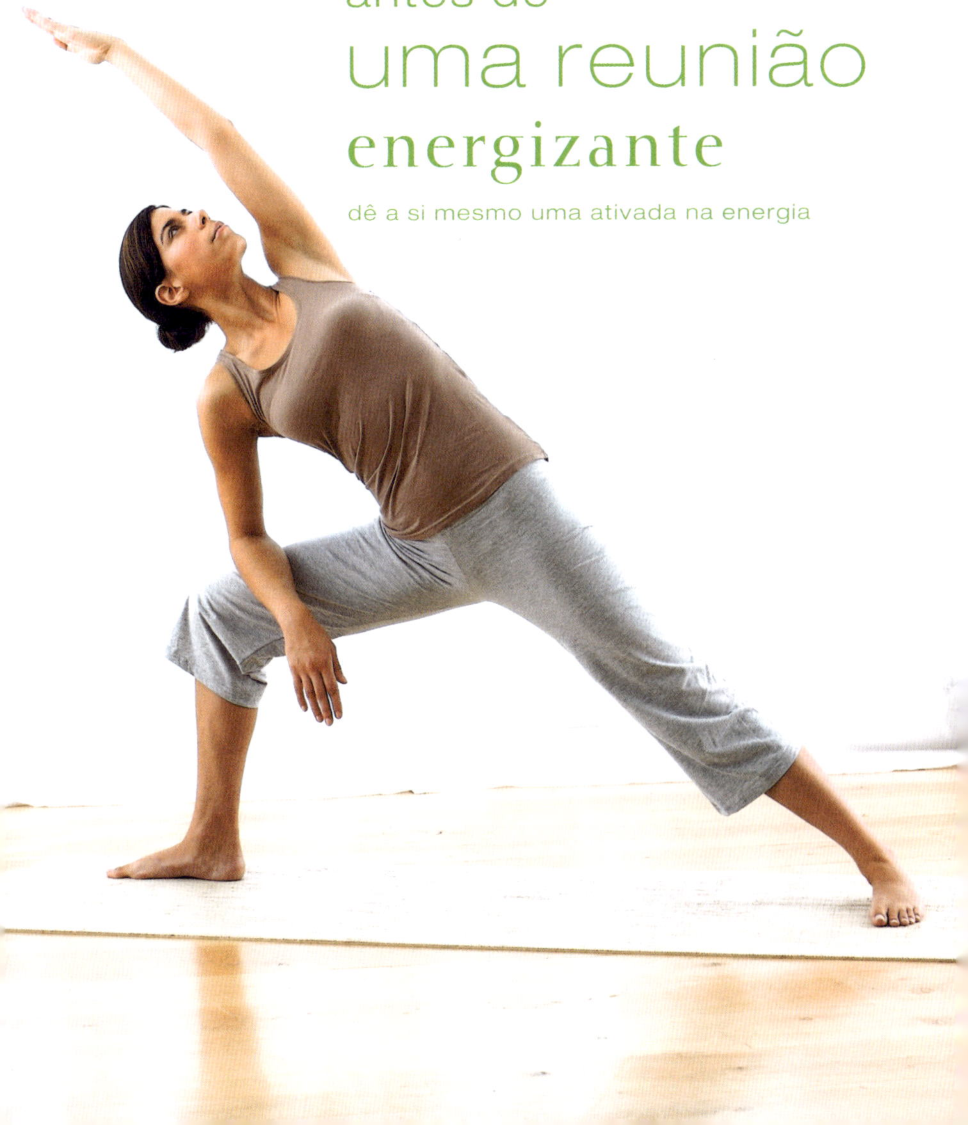

1

Fique em pé com os pés juntos e dê um abraço em você mesmo com o braço esquerdo por cima. Estique os braços para que cada uma das mãos cubra a espátula oposta. Agora vire os pulsos com a parte de dentro virada uma para a outra e junte as palmas das mãos. Se não conseguir, enganche o polegar no dedinho, ou apenas junte mais os pulsos.

2

(*à direita*) Dobre os dois joelhos para se agachar. Inspire e erga a perna direita. Enrosque a perna direita na coxa esquerda, e o tornozelo direito na canela esquerda. Dobre bem o joelho esquerdo e curve-se para a frente na altura dos quadris.

3

Se não conseguir enroscar o tornozelo direito completamente, você pode colocar o tornozelo direito em cima do joelho esquerdo. Flexione o tornozelo direito e agache-se mais ao inclinar-se para a frente. Se tiver dificuldade para se equilibrar, inspire e expire rapidamente.

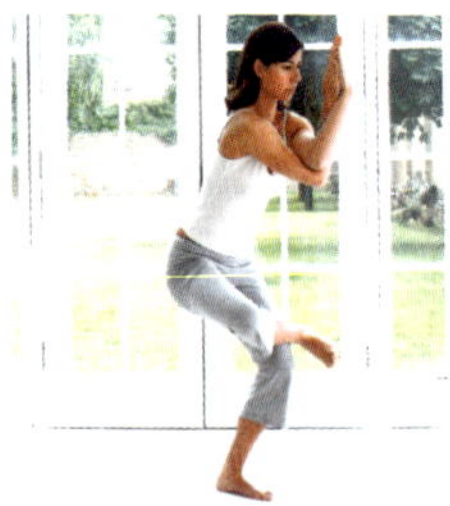

4

Você pode aumentar o alongamento do ombro erguendo ainda mais os cotovelos bem acima do peito. Aumente a intensidade tentando esticar os cotovelos, ainda entrelaçados. Depois de sete respirações, solte pernas e braços, volte a colocar o pé direito no chão e respire algumas vezes antes de praticar a postura do outro lado.

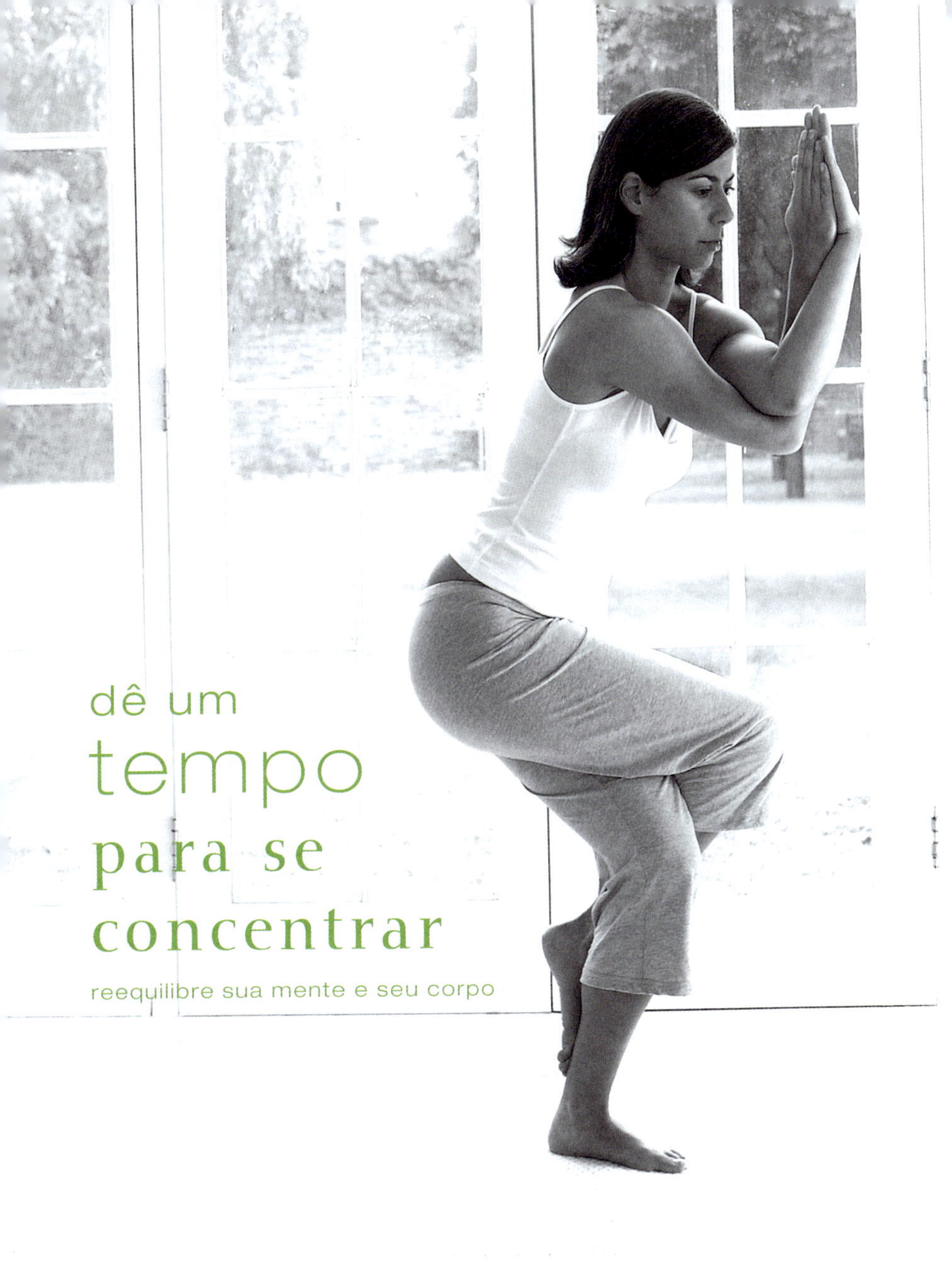

dê um tempo para se concentrar

reequilibre sua mente e seu corpo

sequência do fim de semana revigorante

anime seu tempo livre com movimentos fluidos

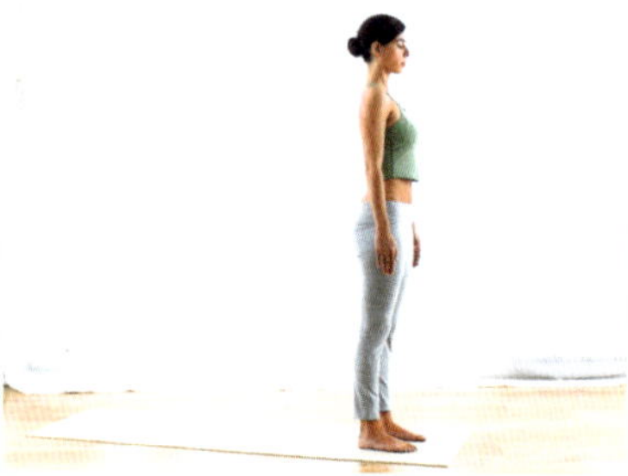

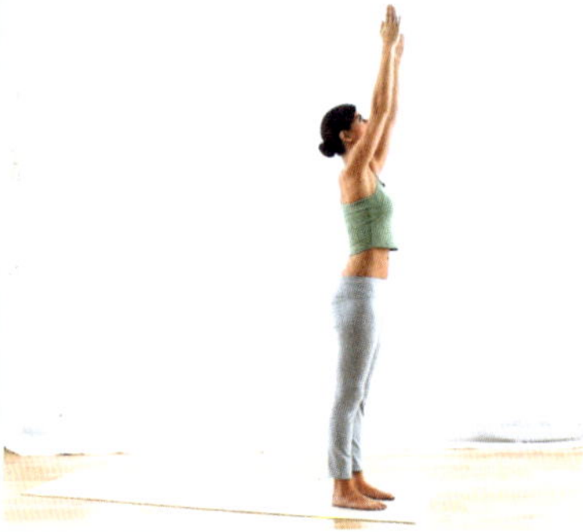

1 Fique em pé numa posição bem firme com os pés paralelos na largura dos quadris, as pontas dos dedos apontando para a frente. Imagine sua coluna flutuando sem esforço. Sinta o peito leve. Relaxe completamente os ombros para que os braços possam cair facilmente nas laterais.

2 Inspire e abra os braços para os lados e depois acima da cabeça. Ao olhar para cima, erga o peito, criando uma leve flexão para trás com a parte superior da coluna. Erga a rótula dos joelhos e mantenha firme a parte da frente das coxas de forma que a parte de baixo das costas fique alongada.

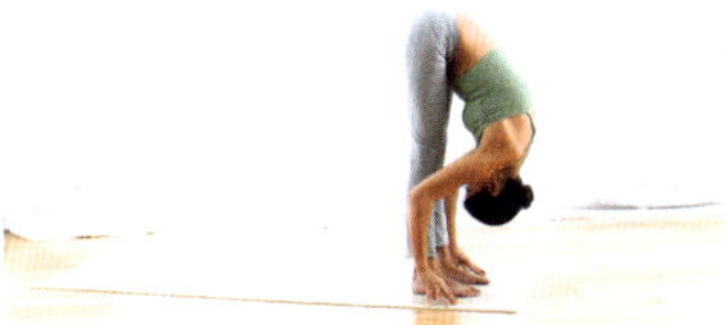

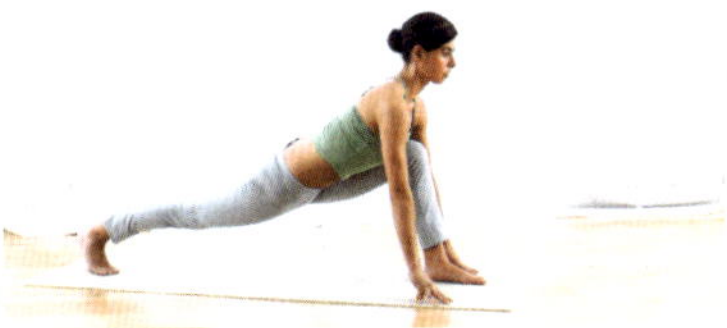

3 Dobrando-se na altura dos quadris, expire e leve o tronco para a frente. Mantenha o tronco sempre alongado ao fazer este movimento, estendendo-se para a frente com o peito em vez de se soltar na cintura. Coloque a ponta dos dedos no chão, dobrando os joelhos se necessário.

4 Inspire e coloque o pé direito atrás, enquanto o joelho esquerdo apoia o peito, acima do tornozelo esquerdo. Olhe para a frente e estenda os braços longe dos quadris, sentindo o alongamento das costas. Mantenha a perna de trás firme erguendo a parte de trás do joelho direito e afastando o tornozelo direito do quadril. (*continua*)

sequência do fim de semana

(continuação)

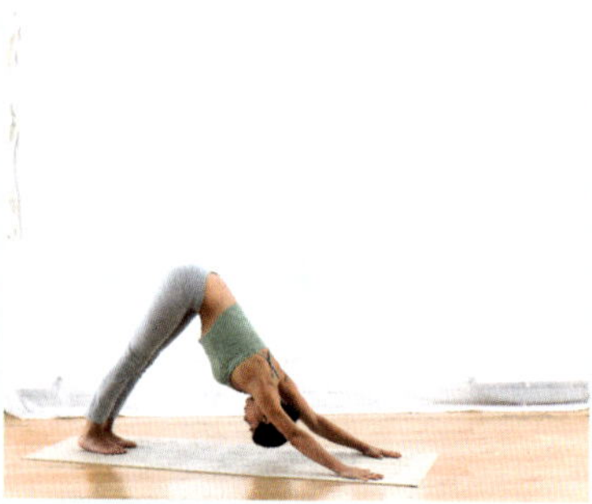

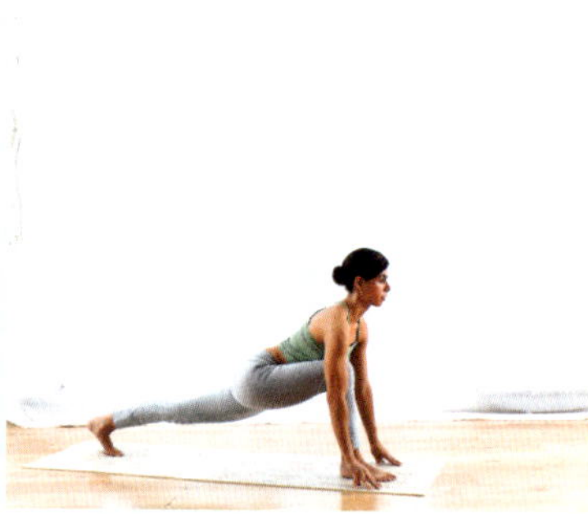

5 Expirando, coloque o pé esquerdo para trás e apoie-se nos dois pés, formando um V invertido com o corpo. Seus pés devem estar separados na largura dos quadris, e as mãos separadas na largura dos ombros. Estenda os quadris para cima e para trás, depois estique as pernas e, se conseguir, mantenha os calcanhares firmes no chão.

6 Ao inspirar, coloque o pé direito à frente, entre as mãos. Se não conseguir chegar com o pé direito completamente à frente, coloque o braço direito embaixo do joelho e erga a perna o máximo que puder. Apoie-se nas pontas dos dedos e sinta-se mais leve estendendo o centro do peito ainda mais para a frente.

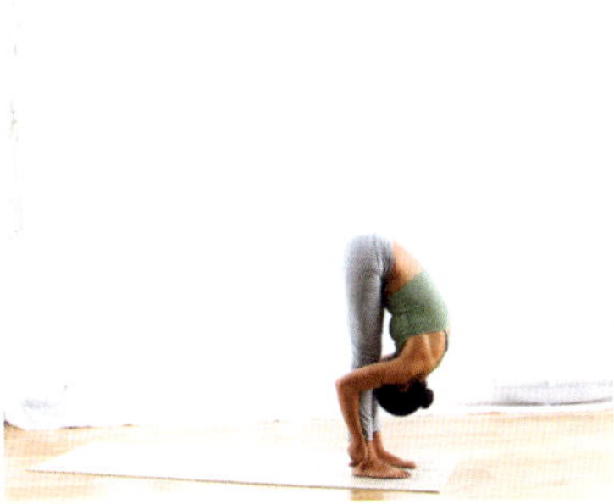

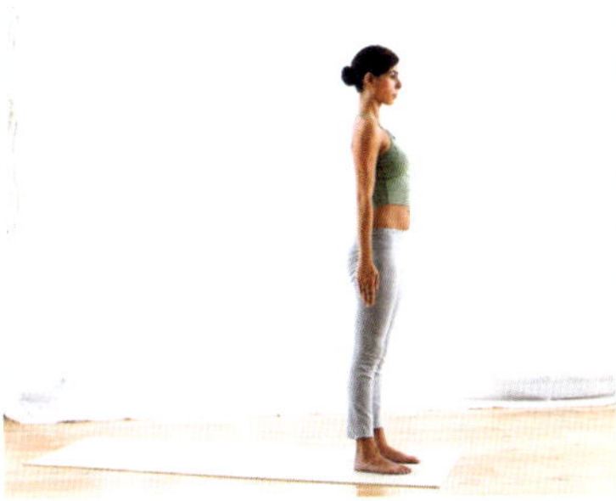

7 Expire e leve o pé esquerdo à frente, ficando numa flexão com o tronco dobrado na altura dos quadris. Você talvez precise dobrar os joelhos. Se estiver à vontade com as pernas estendidas, intensifique o alongamento encostando o queixo nas pernas e segurando os tornozelos para aprofundar a flexão para a frente.

8 Encaixe os músculos abdominais e, inspirando profundamente, dobre os joelhos e abra os braços nas laterais, ficando em pé novamente. Expire e abaixe os braços nas laterais para encerrar a sequência. Agora pratique do lado esquerdo, depois repita a sequência completa quatro vezes, alternando os lados.

antes de sair à noite rejuvenescedora

anime-se com uma flexão para trás e outra para a frente

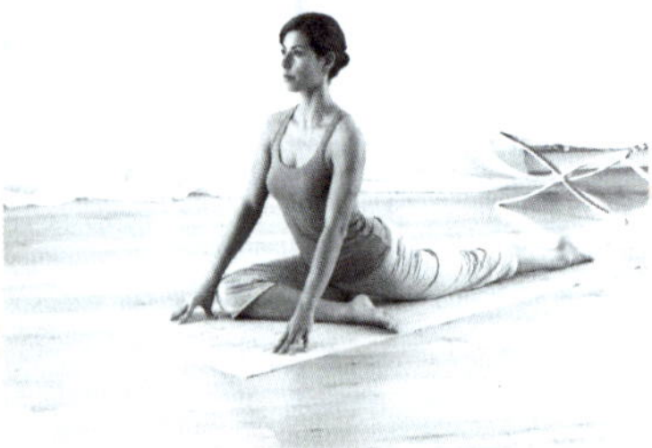

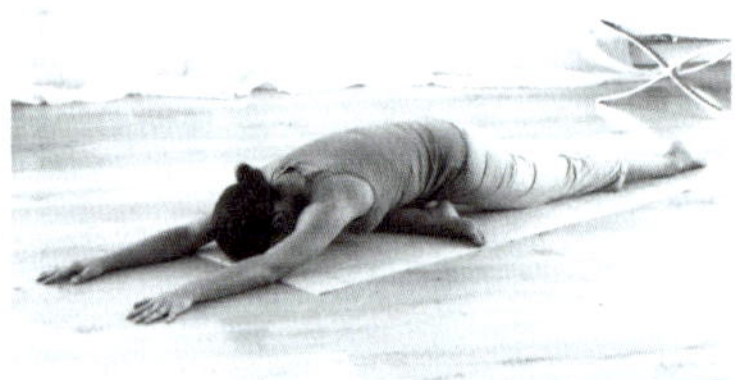

1 Fique arqueado. Coloque o joelho direito junto ao pulso direito e o pé direito o mais próximo possível da mão esquerda – tome cuidado para não sobrecarregar o joelho. Coloque as pontas dos dedos no chão à sua frente. Use os músculos da coluna para fazer um longo arco para trás e olhe para a frente durante quatro respirações lentas.

2 Agora vá com as mãos para a frente e abaixe-se para descansar os cotovelos no chão. Se possível, vá com os dois braços à frente para descansar a testa entre eles. Solte o quadril esquerdo. Se for fácil, coloque o pé direito ainda mais à frente, e jogue levemente o quadril para a esquerda. Respire cinco vezes na posição.

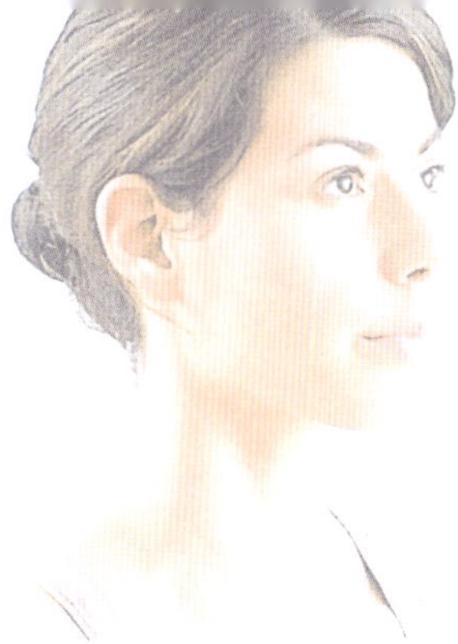

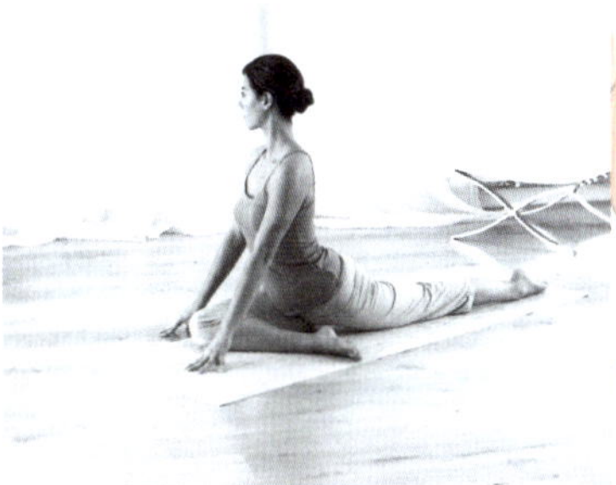

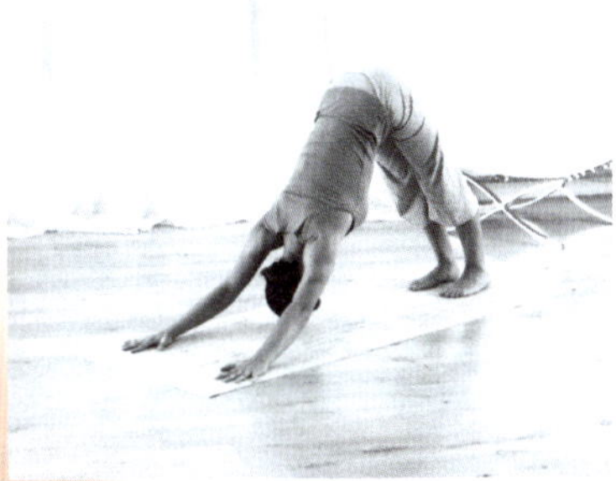

3 Erga o tronco. Coloque as mãos no chão, uma de cada lado do joelho direito. Use os braços para equilibrar o corpo numa longa torção. Mantenha a coluna o mais ereta possível, mas tome cuidado para não comprimir a lombar. Ative os músculos abdominais, movendo-os para a direita. Fique aí por quatro respirações.

4 Volte suas mãos para o centro, as palmas separadas na largura dos ombros. Lentamente, vá para trás até ficar na posição do V invertido. Aí, solte a tensão dos joelhos caminhando com as pernas – pode dobrar os joelhos ao dar os passos. Segure por cinco respirações. Depois, com o joelho esquerdo à frente, faça do outro lado.

alongamento de domingo para se soltar

solte seu corpo no fim de semana

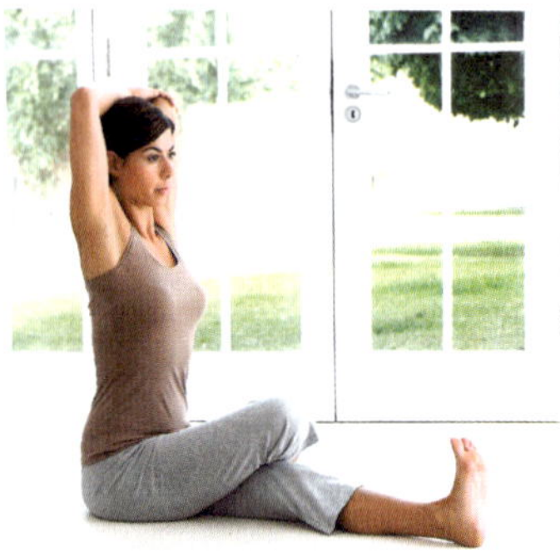

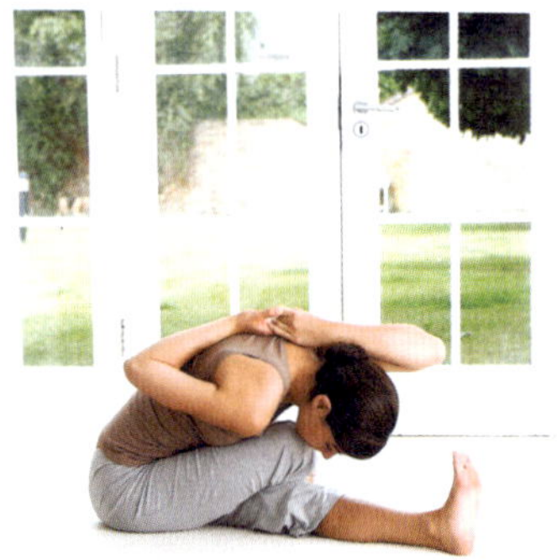

1 Sente-se com as pernas esticadas à sua frente. Erga o pé direito sobre a coxa esquerda, com um joelho em cima do outro. Erga o braço esquerdo acima da cabeça, com o polegar apontando para trás. Dobre o cotovelo, pondo a mão esquerda sobre a escápula. Empurre o cotovelo esquerdo levemente para baixo com a mão direita.

2 Alcance o braço direito pelas costas, com o polegar para baixo. Dobre o cotovelo e junte as mãos ou use um cinto para puxá-las. Encaixe o ombro direito e empurre o cotovelo na direção da linha da cintura. Se estiver à vontade, incline a parte de cima do corpo para a frente. Fique aí e respire quatro vezes.

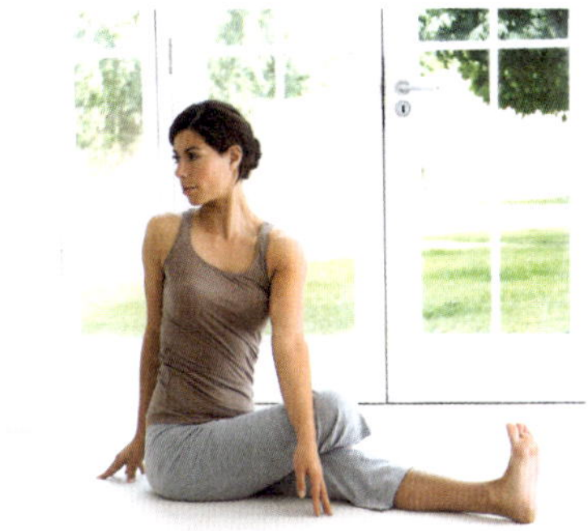

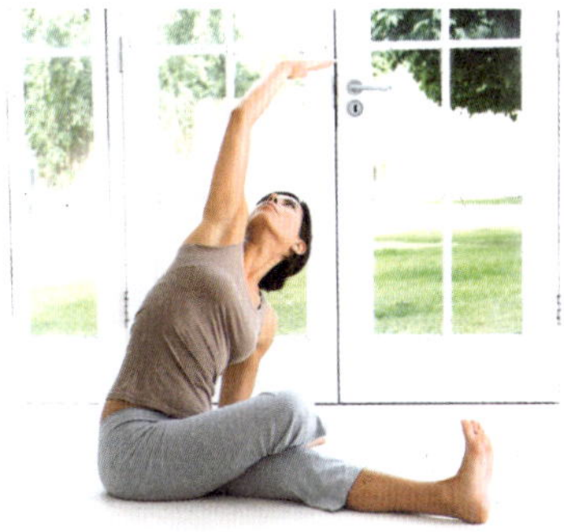

3 Solte os braços delicadamente e volte para a posição sentada. Mantendo o peito virado para a frente, passe o braço esquerdo sobre a coxa direita. Coloque a mão direita no chão, atrás. Expirando, gire a parte de baixo do abdome para a direita, mantendo o peito aberto. Fique aí por quatro respirações e volte para o centro.

4 Coloque a mão esquerda no chão ao lado do quadril. Estenda o braço direito no ar, com o polegar voltado para trás. Inspire, erga e alongue, depois expire e dobre-se para a esquerda para alongar o lado direito do tronco. Respire quatro vezes, depois inspire e volte para o centro. Troque as pernas e repita do outro lado.

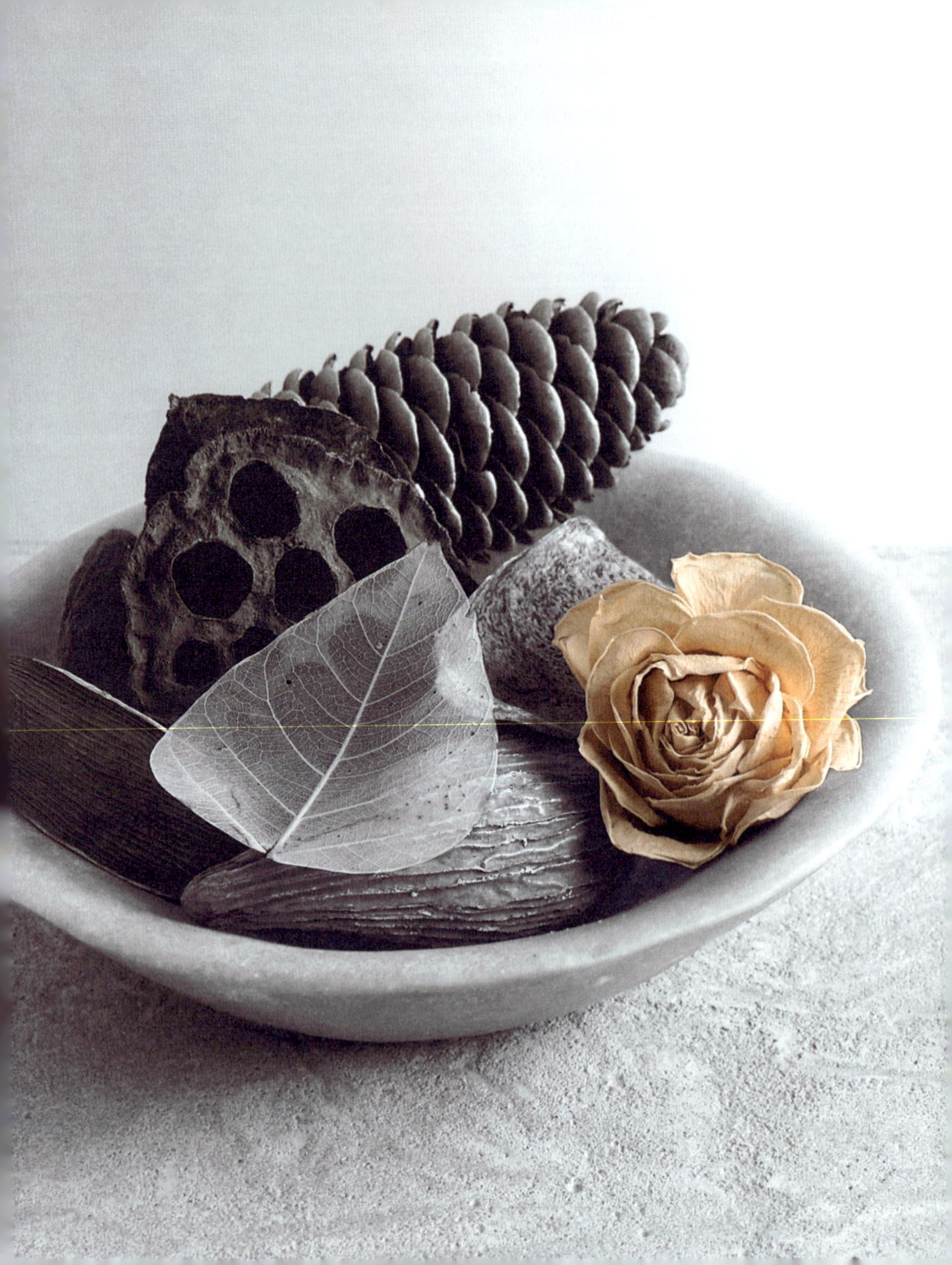

em qualquer lugar

Aproveite os momentos livres para desanuviar quando estiver se sentindo esgotado. Porém, se ficar esperando pelas condições perfeitas, talvez não comece nunca! Pratique estas sequências para colocar energia, equilíbrio e relaxamento em sua vida, esteja você em casa, no trabalho ou mesmo viajando.

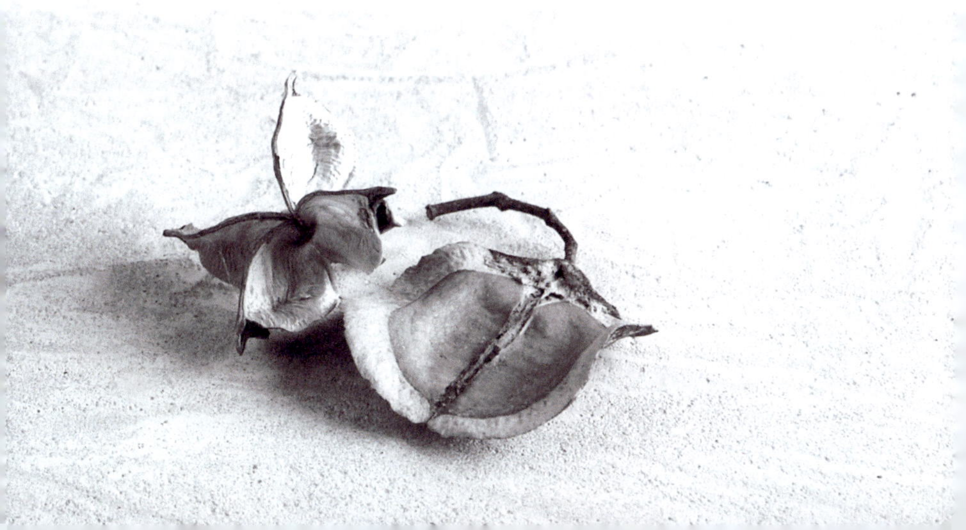

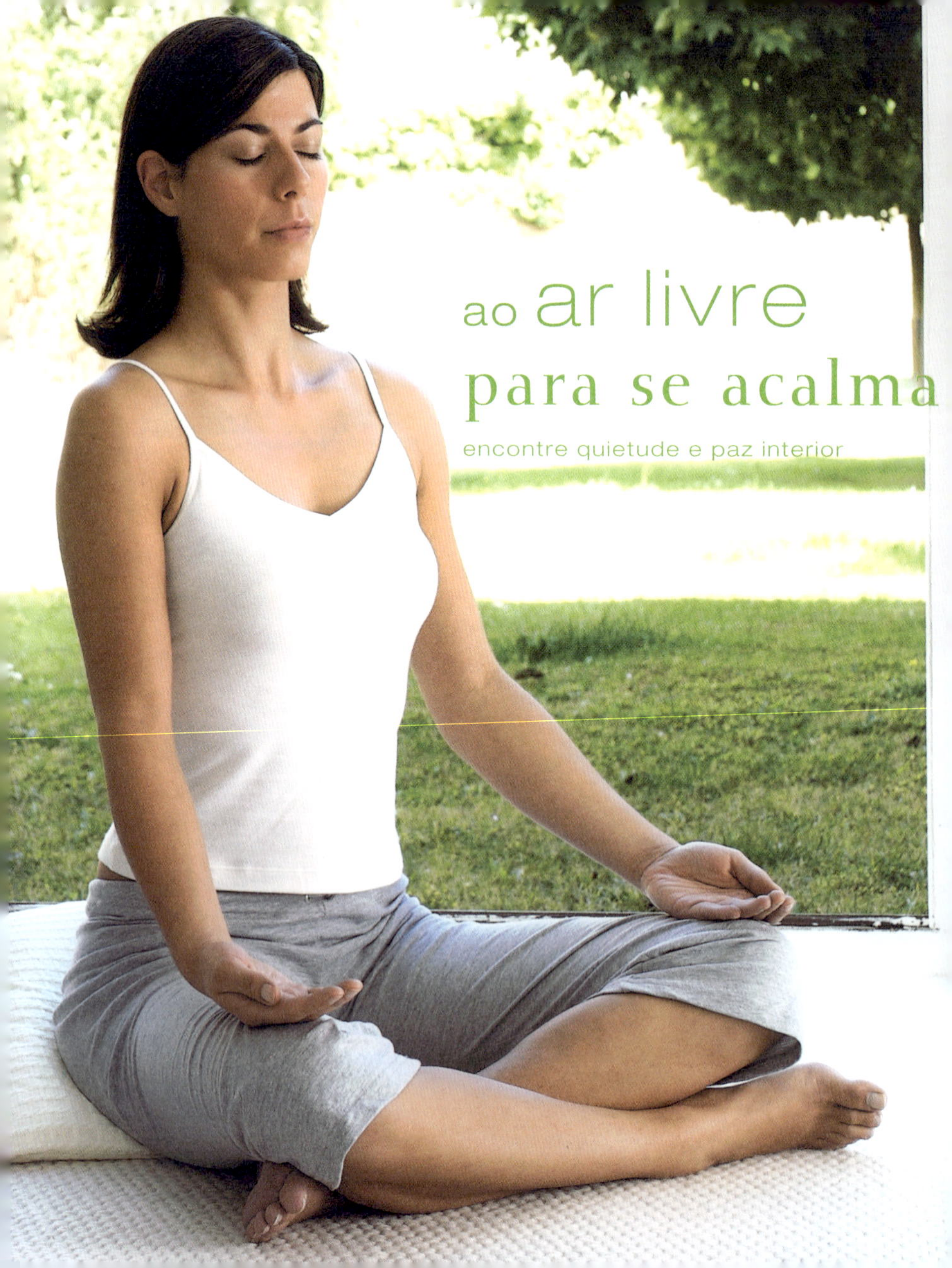

ao ar livre para se acalmar

encontre quietude e paz interior

1 (*à esquerda*) Busque um lugar tranquilo. Se estiver sentado em um banco, endireite as costas e deixe os pés na largura dos quadris. Se estiver com as pernas cruzadas no chão, sente-se num leve declive ou use uma almofada para erguer os quadris acima dos joelhos. Descanse as mãos, viradas para cima, nos joelhos.

2 Feche os olhos e comprometa-se mentalmente a não mexer o corpo até concluir o exercício. Começando em 30, conte sua respiração de trás para a frente, a cada inspiração e a cada expiração (30 inspire, 29 expire, 28 inspire, 27 expire, continuando assim até 15).

3 Quando chegar a 15, continue contando até zero, mas apenas quando expirar. Pare de contar a cada inspiração. Ao diminuir a contagem, você acalma a mente.

4 Quando chegar a zero, pare de contar e continue a observar sua respiração atentamente, como se ainda estivesse contando. Você irá perceber uma diminuição na tendência natural da mente para vagar, pois ela estará concentrada na respiração. Fique sentado em meditação por alguns minutos, ou por mais tempo, se puder.

1 Deite-se confortavelmente de costas, com as pernas separadas e as mãos a cerca de 15 cm de distância do corpo, viradas para cima. Feche os olhos e procure acalmar-se. Então dirija a consciência para todo o seu corpo. Comece com o polegar da mão direita, depois passe para cada um dos dedos.

2 Passeie com sua consciência pelo braço e vá até o ombro, depois para o lado direito do peito, quadril, nádega, perna e pé direito, cada um dos dedos do pé, e o lado direito das costas. Agora preste atenção ao lado direito do pescoço, cabeça e por fim o lado direito do rosto, sentindo suas feições.

3 Quando tiver terminado o exercício do lado direito, preste atenção para ver se nota alguma diferença entre o lado direito e o esquerdo do seu corpo. Você talvez sinta que o lado direito está mais quente, mais reto, mais comprido ou apenas mais relaxado quando comparado ao esquerdo.

4 Começando com o polegar da mão esquerda, passeie com sua consciência pelo lado esquerdo do corpo. Demore alguns minutos para fazer o passeio completo. Por fim, tome consciência do corpo todo. Depois, sentindo-se completo e inteiro, descanse tranquilamente pelo tempo que desejar.

no sofá para se concentrar

use a consciência para relaxar corpo e mente

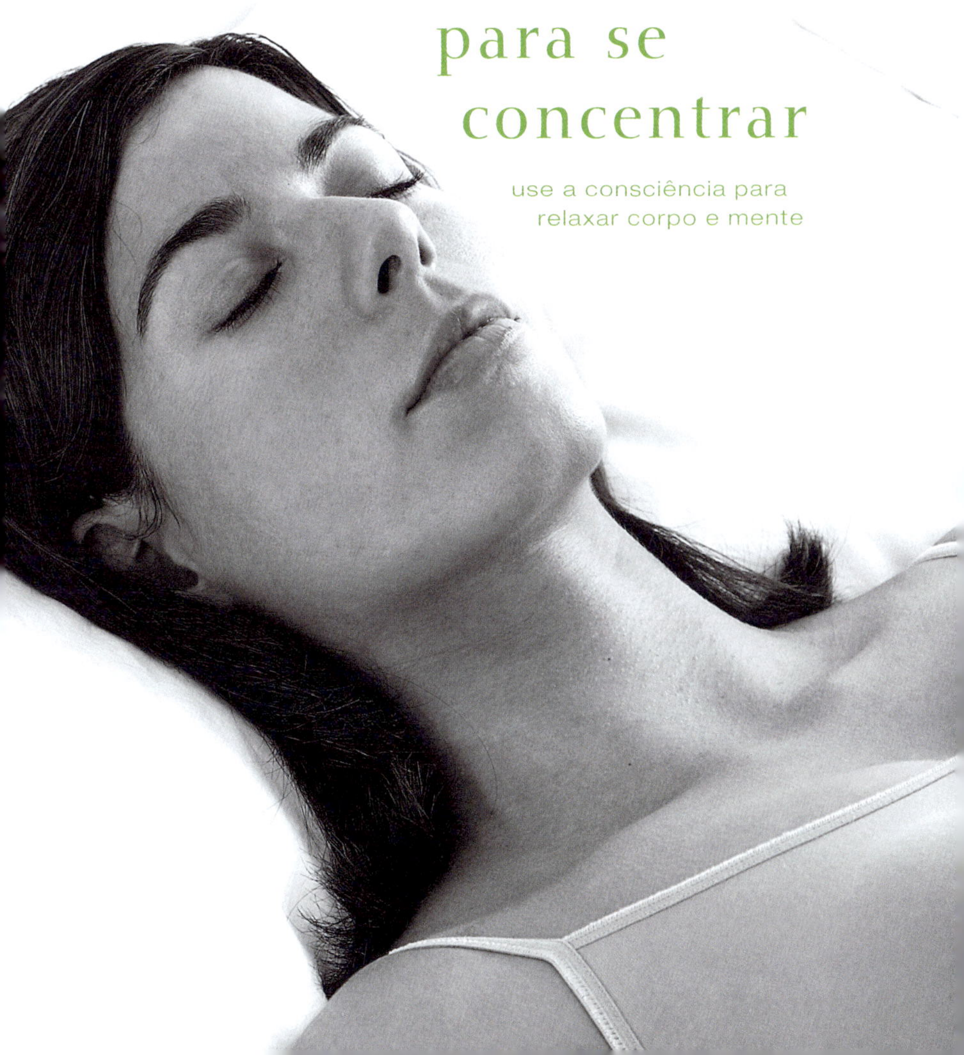

na cama relaxante

regule sua respiração num ritmo constante e tranquilo

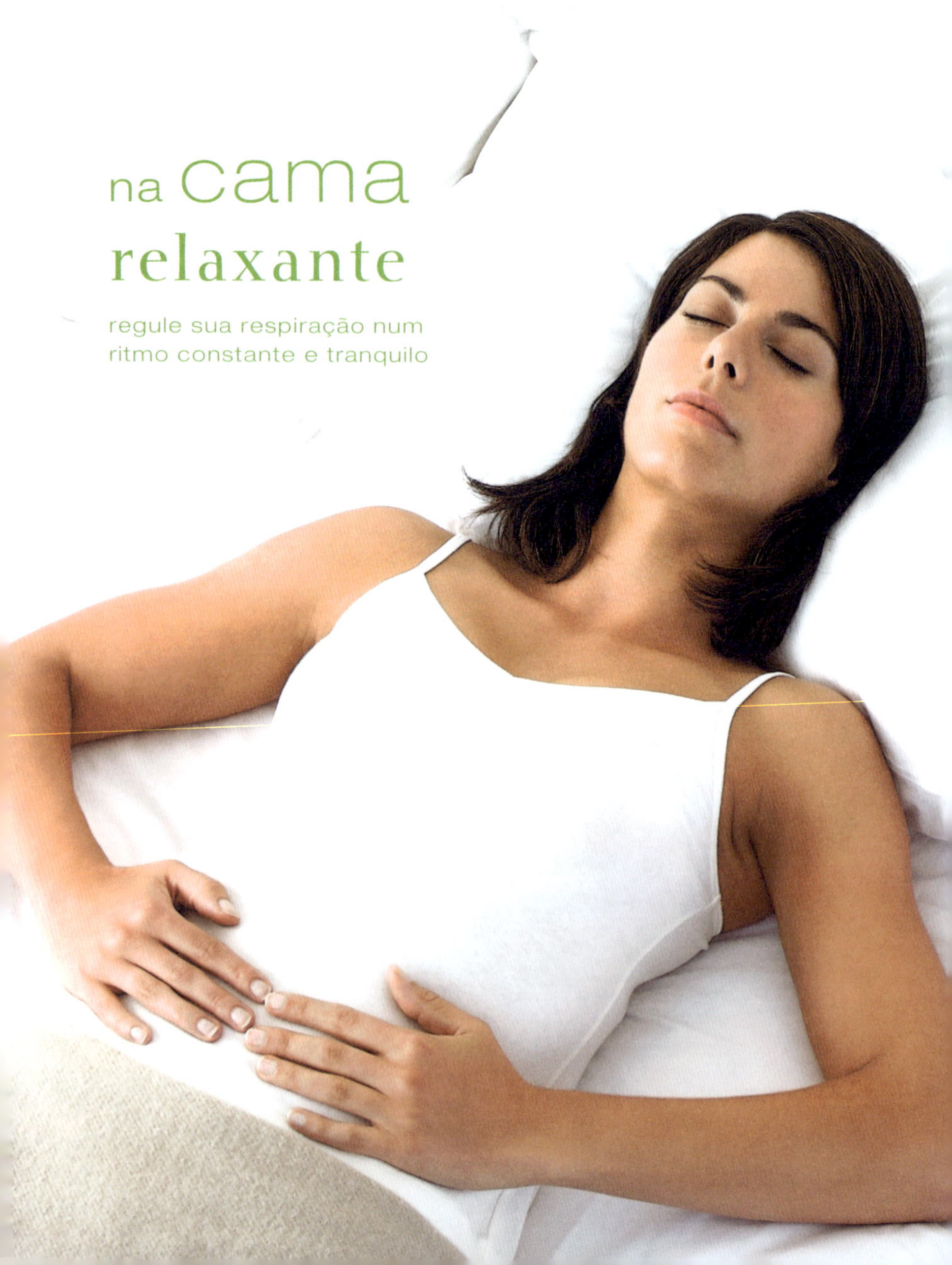

1 (*à esquerda*) Deite-se de costas com as pernas caídas para o lado com cerca de 30-60 cm de distância uma da outra. Centralize sua cabeça. Coloque as mãos no abdome. Isso ajudará você a se concentrar em sua respiração. Mantenha os cotovelos abertos e os ombros relaxados.

2 Feche os olhos e conscientize-se da sua respiração. Segundo o *Hataioga Pradipika*, antigo texto iogue, a regularidade da respiração promove a regularidade da mente. A regularização da respiração para que fique suave e constante parece que nos ajuda a navegar pelos mares turbulentos da vida.

3 Introduza uma contagem na sua respiração. Ao inspirar, conte até quatro, e, a cada expiração, conte até quatro. Depois de fazer isso dez vezes, alongue a inspiração e a expiração até cinco. Depois de dez vezes, aumente para seis, inspirando e expirando suavemente.

4 Continue a aumentar a contagem enquanto estiver respirando confortavelmente. Algumas pessoas chegam até oito. Mantenha a respiração sob controle; se tiver que fazer esforço, só estará colocando mais estresse sobre seu sistema. Quando tiver atingido sua contagem máxima, e houver respirado dez vezes, descanse e aproveite os efeitos dessa prática.

1 Fique em pé, com os pés afastados um pouco além da largura dos quadris. Firme-se bem, conectando-se com os pés plantados no chão. Para encher um navio, é preciso esvaziá-lo antes. Expire e esvazie os pulmões completamente, abrindo espaço para inspirar o máximo possível.

2 Abra os braços para os lados e para cima enquanto inspira pelo nariz. Esse movimento dos braços também irá aprofundar a inspiração. Sinta as laterais do tronco se expandindo e subindo, pois esta expansão permite que você coloque mais ar nas laterais dos pulmões.

3 (*à direita*) Com os braços no alto e os pulmões totalmente cheios, segure a respiração por um minuto e aproveite toda a sua altura. Flexione os joelhos um pouco e, dobrando-se na altura dos quadris, balance os braços e desça-os passando pelas pernas; solte-se pesadamente e expire energeticamente pela boca.

4 Ainda jogado para a frente com os joelhos dobrados, inspire pelo nariz para se levantar e ficar em pé novamente. Complete mais três ciclos, suspirando tão alto quanto desejar. Ao expirar, imagine que está soltando algo que não serve mais – como um velho hábito, por exemplo, um ponto de vista ou um pensamento que só emperram as coisas.

em casa
para limpar

limpe seus pulmões e sua cabeça

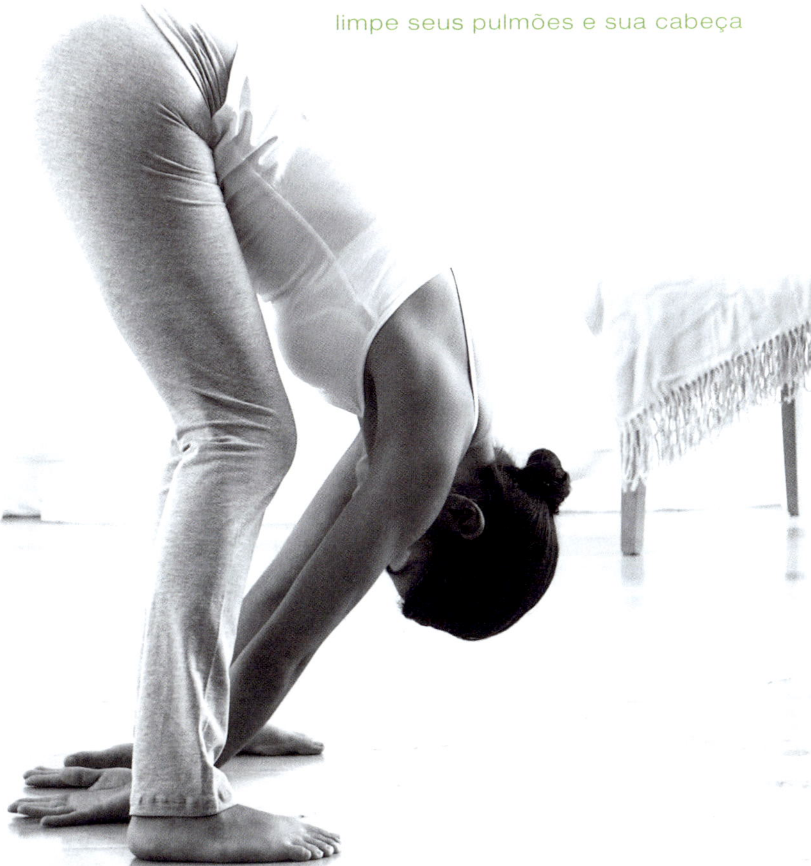

na sala restauradora

restaure as energias sempre que estiver cansado

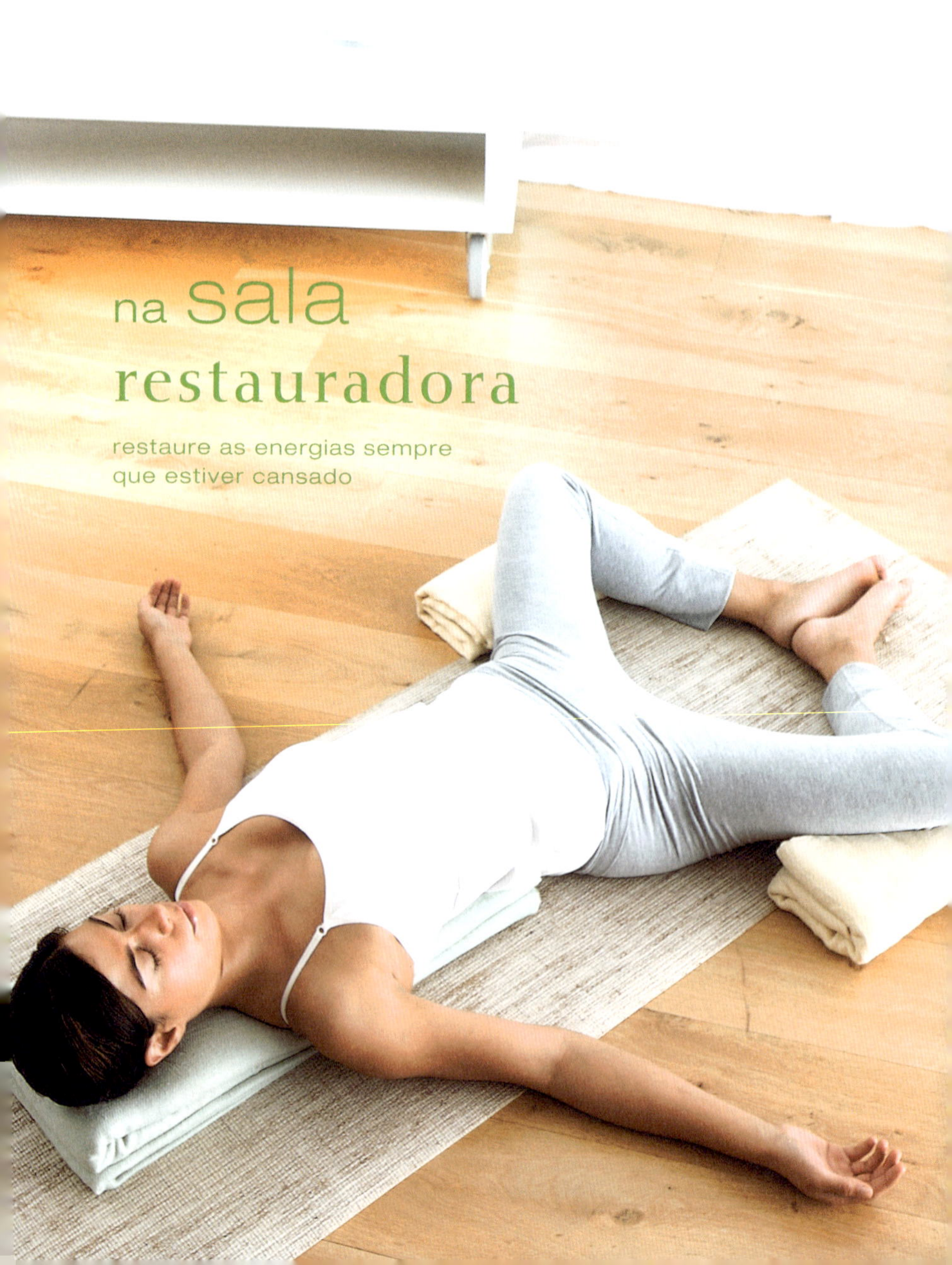

1 Escolha um espaço no chão. Dobre dois cobertores de forma que fiquem com 15 cm de largura e um pouco maiores que sua coluna no comprimento. Sente-se no chão, de costas para os cobertores. Junte as solas dos pés, de forma que os joelhos caiam para os lados.

2 Use as almofadas do sofá ou dois cobertores para apoiar os joelhos e coxas, para que o alongamento seja suave, e não muito intenso. Esta é uma postura restauradora, que você deverá manter por alguns minutos, e as sensações irão aumentar naturalmente com o tempo. Lentamente, deite a coluna sobre os cobertores.

3 Verifique se você precisa de um travesseiro ou não: a cabeça tem que ficar mais alta do que o coração, e o queixo não pode ficar mais alto do que a testa. Use acolchoamento adicional sob a cabeça e o pescoço se precisar e for confortável.

4 (*à esquerda*) Descanse os braços nas laterais, com as mãos viradas para cima e os dedos levemente encurvados. Deixe os antebraços bem firmes no chão. Seu corpo irá relaxar mais completamente no escuro, por isso feche os olhos (ou use um travesseiro, se preferir). Descanse, respirando profundamente, durante cinco minutos.

na cozinha
para se soltar

reanime todo o seu corpo e solte a tensão dos ombros

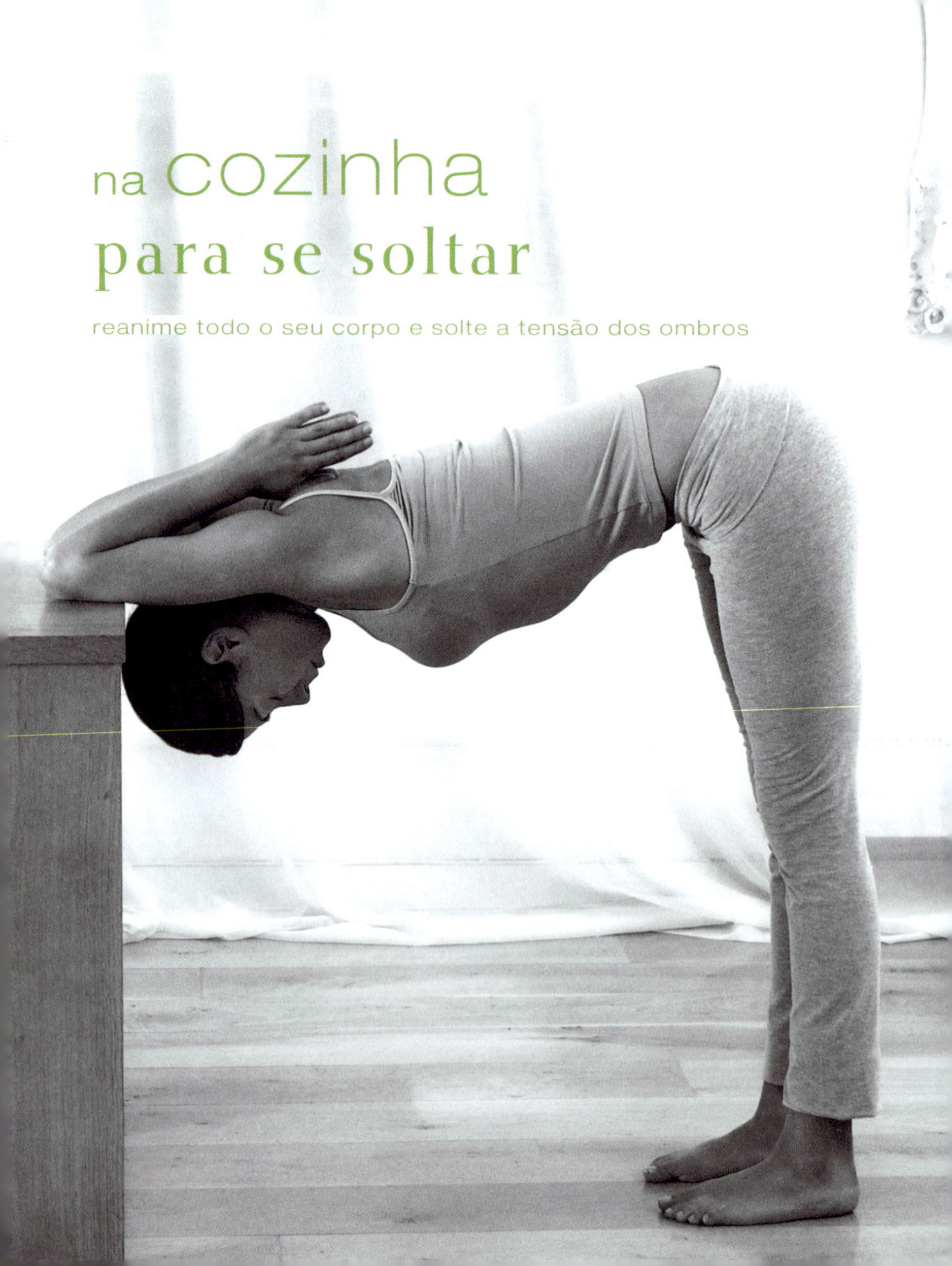

1 Coloque as palmas das mãos abertas sobre uma mesa ou cadeira, separadas na largura dos ombros, com os dedos bem abertos. Caminhe para trás de forma que os tornozelos fiquem na linha dos quadris. Sua coluna deve ficar alongada e reta, como um tampo de mesa.

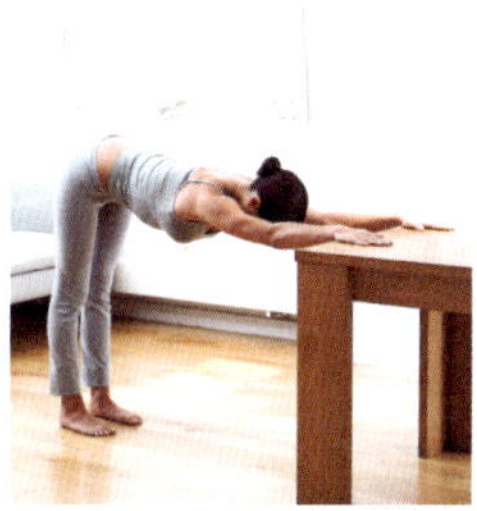

2 Trabalhe no alinhamento dos ombros: as axilas devem estar direcionadas uma para a outra pela parte da frente do corpo. Para alongar ainda mais a parte de trás das pernas, aumente a inclinação dos quadris para a frente erguendo os ossos das nádegas. Fique assim por dez longas respirações, depois descanse.

3 Coloque os cotovelos na beirada da mesa. Junte as palmas das mãos como numa oração, com os dedos apontando para cima. Vá com os pés para trás, como fez antes. Aumente o relaxamento dos ombros deixando as costelas da frente se mexerem em direção ao chão.

4 (*à esquerda*) Com as palmas das mãos unidas, dobre lentamente os cotovelos, abaixando os polegares sobre as costas. Se os seus ombros forem flexíveis, as pontas dos dedos estarão viradas para o cóccix; você encontrará uma área mais tensa. Mantenha-se nesse ponto por dez longas respirações, volte e sorria.

1 Sente-se com o ombro e o quadril direitos junto à parede. Incline-se para trás e apoie-se nas mãos, andando com elas para trás e dobrando os cotovelos. Gire nas nádegas e erga as pernas na parede, com as solas dos pés viradas para o alto. Descanse o corpo no chão.

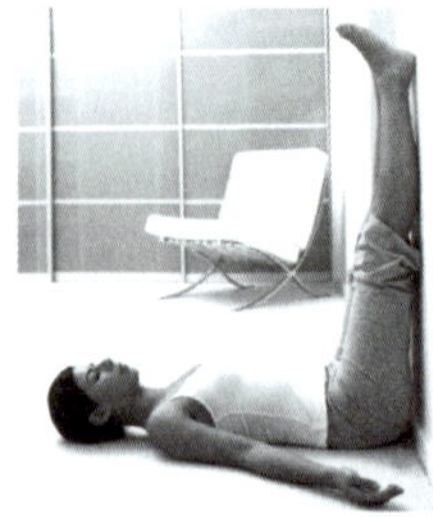

2 Uma vez deitado, levante a cabeça delicadamente para verificar se suas pernas, tronco e cabeça estão alinhados. Se você for flexível, as nádegas podem ficar junto à parede, mas esta postura também é muito boa mesmo que precise ficar um pouco afastada dela.

3 Feche os olhos. Descanse os braços nas laterais, mas se tiver vontade pode colocá-los acima da cabeça, formando um halo. Observe sua respiração enquanto vai entrando num ritmo suave, tranquilo. Descanse por cinco minutos, deixando seu corpo afundar no chão.

4 (*à direita*) Para uma inversão mais profunda, dobre dois cobertores num grande quadrado com cerca de 15 cm de altura e a 15 cm de distância da parede. Coloque as pernas na parede como no exercício anterior. Você sentirá uma gostosa curvatura na coluna. Acomode o cóccix na ponta do cobertor para o abdome ficar reto. Se escorregar, diminua a altura do cobertor. Coloque seus braços nas laterais.

em um quarto de hotel
para reavivar

rejuvenesça depois de um longo dia, ou quando precisar dar uma parada

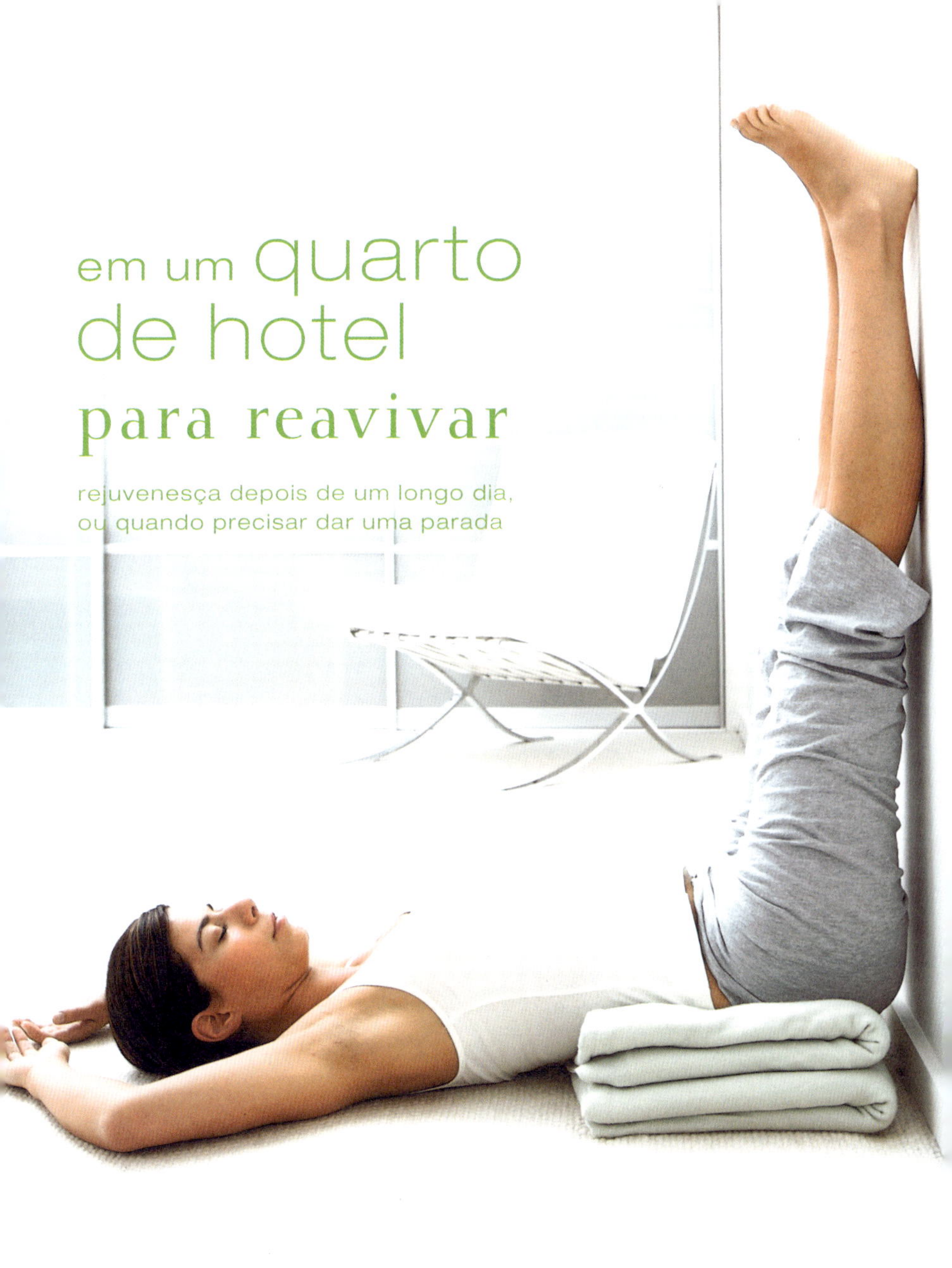

no trabalho
para se concentrar

alivie a tensão do pescoço durante o trabalho

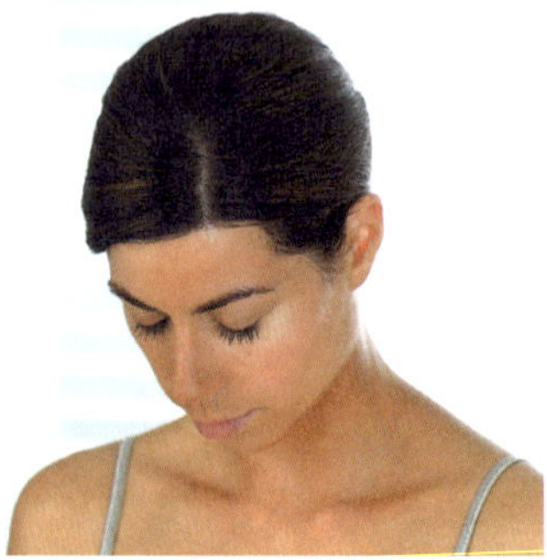

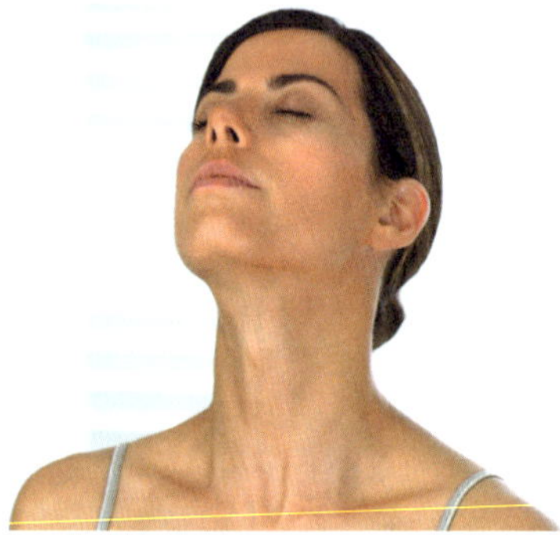

1 Sente-se confortavelmente. Se estiver em uma cadeira, não se apoie no encosto. Se estiver no chão com as pernas cruzadas, use o maior número possível de almofadas para erguer os quadris acima dos joelhos. Feche os olhos. Expirando até quatro, dobre o pescoço, deixando o rosto cair em direção ao colo.

2 Pare com os pulmões vazios contando até dois, depois inspire contando até quatro e volte a cabeça para o centro. Segure a respiração até dois, depois expire até quatro, erguendo o queixo (sem jogar a cabeça demais para trás para não sobrecarregar o pescoço ou a garganta). Pare e conte até dois, depois inspire e volte a cabeça.

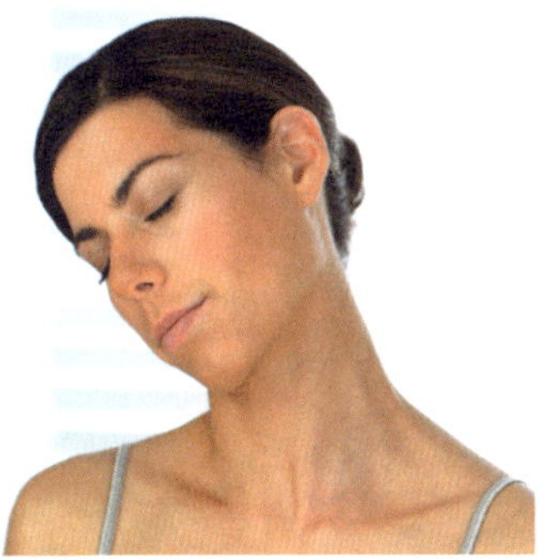

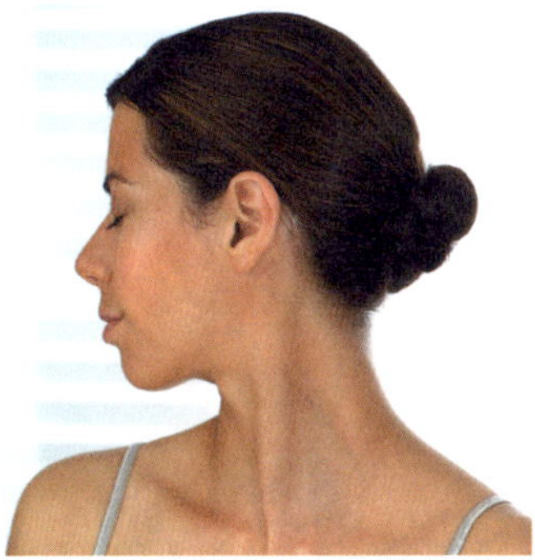

3 Trabalhando com a respiração nessa relação 4:2:4:2, continue esses movimentos por dez respirações. Depois expire e abaixe a cabeça sobre o ombro direito. Pare, então inspire e volte a cabeça para o centro. Segure a respiração e repita o movimento para o lado esquerdo. Pare, então inspire e volte. Repita por dez respirações.

4 Agora expire e gire o pescoço, levando o queixo até o ombro direito. Pare. Inspire e volte para o centro. Pare. Expire e vá para a esquerda, mantendo a mesma contagem de 4:2 para a respiração. Depois de dez ciclos, pare de contar, sente-se com as costas eretas e sinta o relaxamento do pescoço, a quietude da mente. Abra os olhos.

à mesa de trabalho energizante

revigore-se durante um longo dia de trabalho

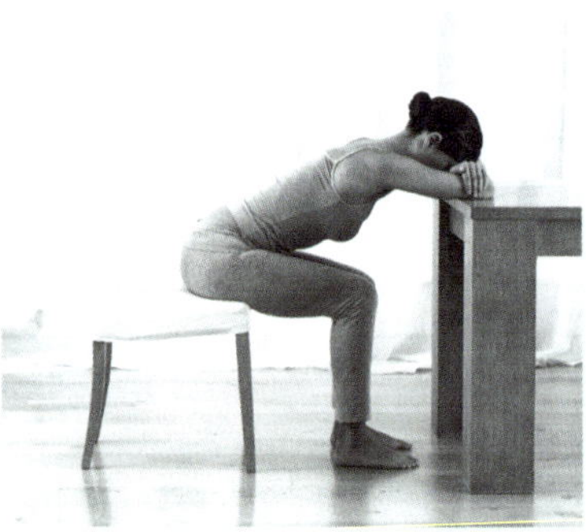

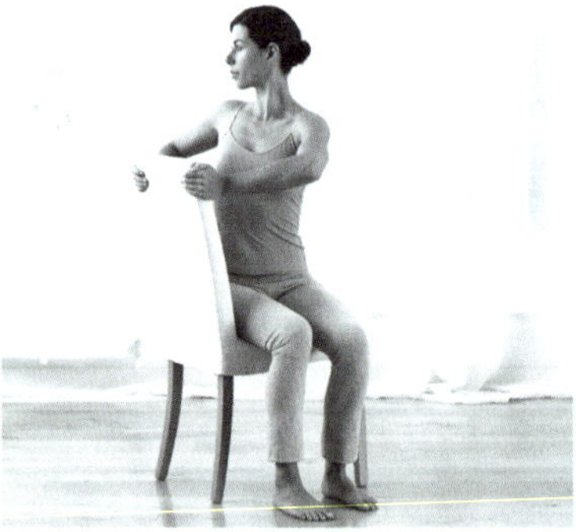

1 Sentado com os pés e joelhos separados a cerca de 60 cm, afaste a cadeira a 60-90 cm da mesa. Apoie os antebraços na ponta da mesa e descanse a testa sobre eles. Use os músculos das costas para soltar o abdome e o peito na direção do chão. De costas para o mundo, faça 15 respirações completas.

2 Sente-se de lado na cadeira com os pés na largura dos quadris. Inspire e permita que a coluna cresça, depois expire e gire para segurar o encosto da cadeira, com as mãos bem abertas. A cada inspiração, cresça um pouco mais. A cada expiração, vá mais fundo no giro. Depois de oito respirações longas, mude de lado.

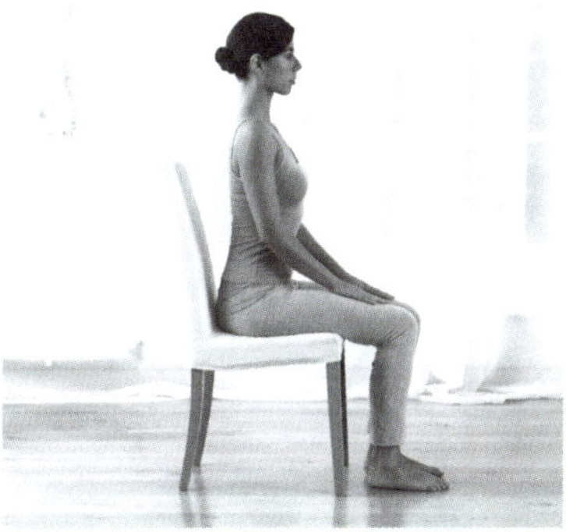

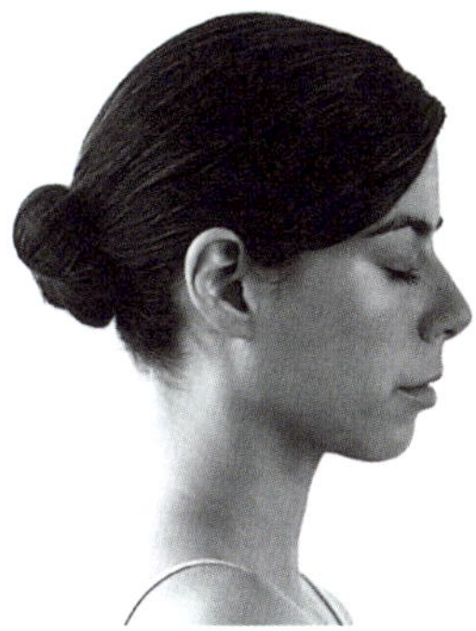

3 Sente-se com as costas eretas para manter intactas as curvas naturais da sua coluna, em vez de se apoiar no encosto da cadeira. Sinta a cabeça equilibrada com facilidade no alto da coluna. Descanse as mãos nas coxas para que os cotovelos fiquem relaxados e soltos, logo abaixo das articulações do ombro.

4 Feche os olhos e tome consciência da sua respiração. Observe como seu corpo se mexe de um jeito para deixar entrar o ar e de outro para que ele saia. A cada inspiração, apenas "saiba" que está inspirando. A cada expiração, apenas "saiba" que está expirando. Fique assim e respire duas vezes, ou mais se tiver tempo.

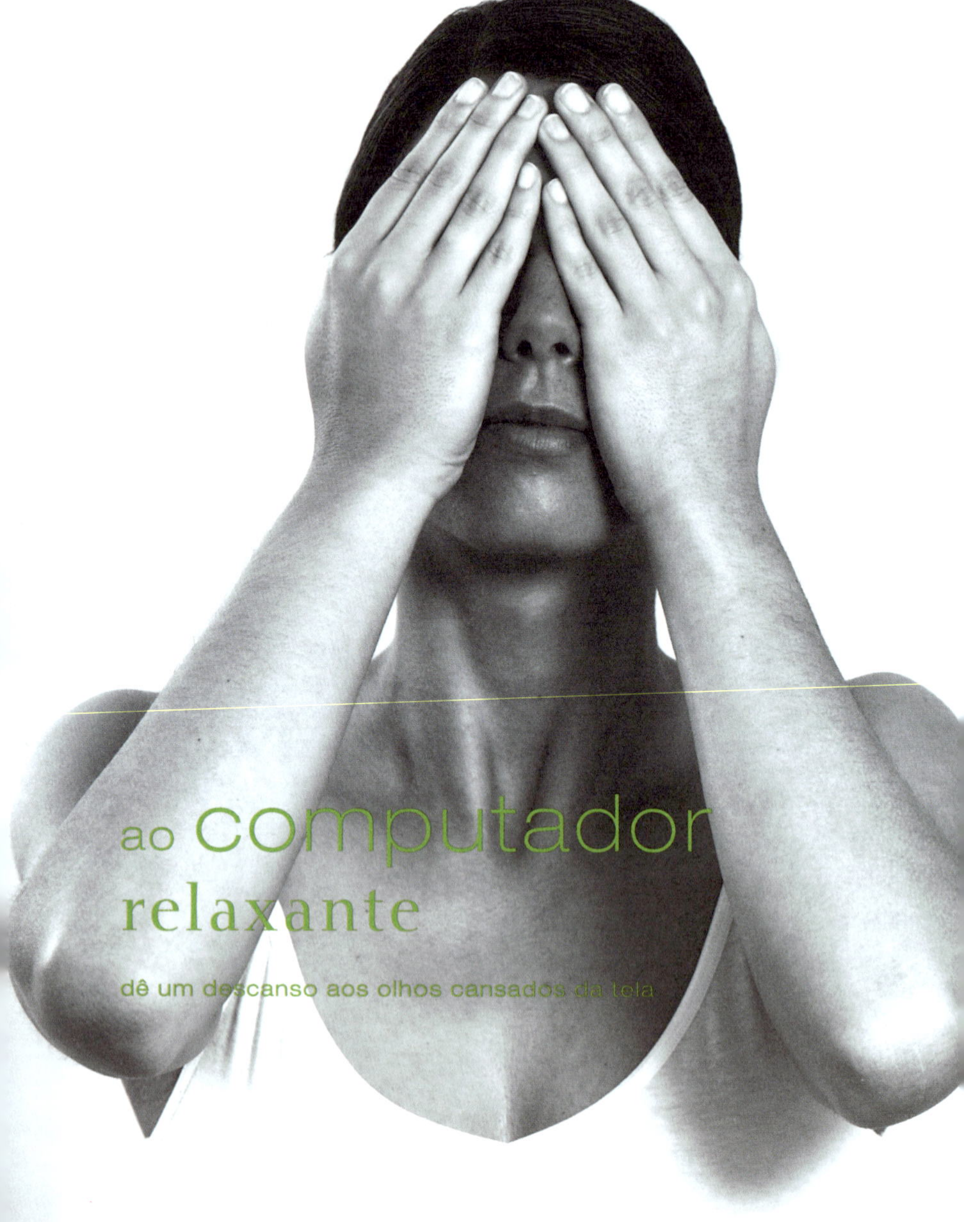

ao computador relaxante

dê um descanso aos olhos cansados da tela

1 Sente-se com as pernas cruzadas. Em primeiro lugar, exercite os pequenos músculos que controlam os globos oculares. Mova-os o máximo que puder para a esquerda. Depois, na horizontal, para a extrema direita. Repita dez vezes em cada direção. Feche os olhos e descanse.

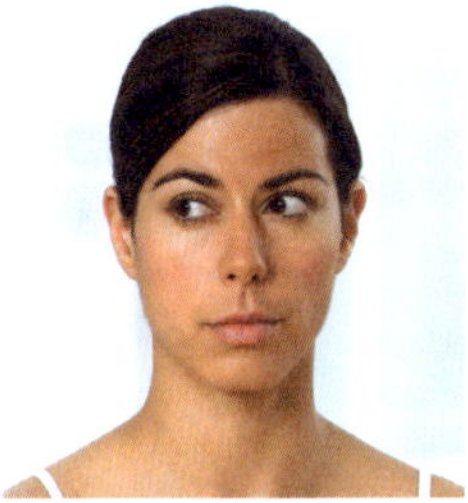

2 Em seguida, trabalhe verticalmente. Mantendo a cabeça centralizada, olhe bem para cima. Depois olhe o máximo que puder para baixo. Tente não mexer a cabeça; isole apenas os músculos dos olhos para mexê-los independentemente. Repita dez vezes, depois feche os olhos.

3 Agora mexa os olhos em círculos. Role os globos oculares e gire-os no sentido horário. Mova-os lentamente, em círculos generosos, sem pontas. Depois de completar cinco círculos, feche os olhos e descanse. Então repita os círculos, girando no sentido anti-horário cinco vezes.

4 (*à esquerda*) Esfregue as palmas das mãos, usando a fricção para criar o máximo de calor possível. Feche os olhos e cubra-os com as palmas das mãos. Respire profundamente e aproveite a escuridão morna. Algumas pessoas gostam de sentir um pouco de pressão das mãos contra as pálpebras. Fique assim por oito respirações, depois alivie a pressão, pisque os olhos embaixo das mãos e abaixe-as lentamente.

1 (*à direita*) Sente-se com os olhos fechados. Respire algumas vezes para se tranquilizar. Comece esta meditação sentindo compaixão por si próprio. Repita mentalmente várias vezes: "Que eu seja feliz, que fique bem e em segurança". Se isso for difícil, imagine-se como uma criança que precisa de amor e proteção.

2 Agora que você se concedeu a bondade amorosa, estará pronto para enviá-la a outras pessoas. Visualize alguém de que você goste. Mantendo essa pessoa no seu coração, envie a ela esse sentimento de bondade amorosa. Permita que seu coração se abra e repita: "Que você seja feliz, que fique bem e em segurança".

3 Agora, pense em alguém que represente um desafio na sua vida. Apesar de parecer mais difícil manter essa pessoa no seu coração, dirija a ela um sentimento de bondade generosa. Deseje-lhe tudo de bom e desenvolva sua compaixão, repetindo várias vezes: "Que você seja feliz, que fique bem e em segurança".

4 Agora envie essa bondade generosa para todos os que estão ao seu redor. Repita: "Que todos sejam felizes, que fiquem bem e em segurança". Estenda esse círculo de compaixão, incluindo todos os seres vivos: "Que todos os seres sejam felizes, que fiquem bem e em segurança". Por fim, traga sua consciência de volta e perceba esse sentimento no coração.

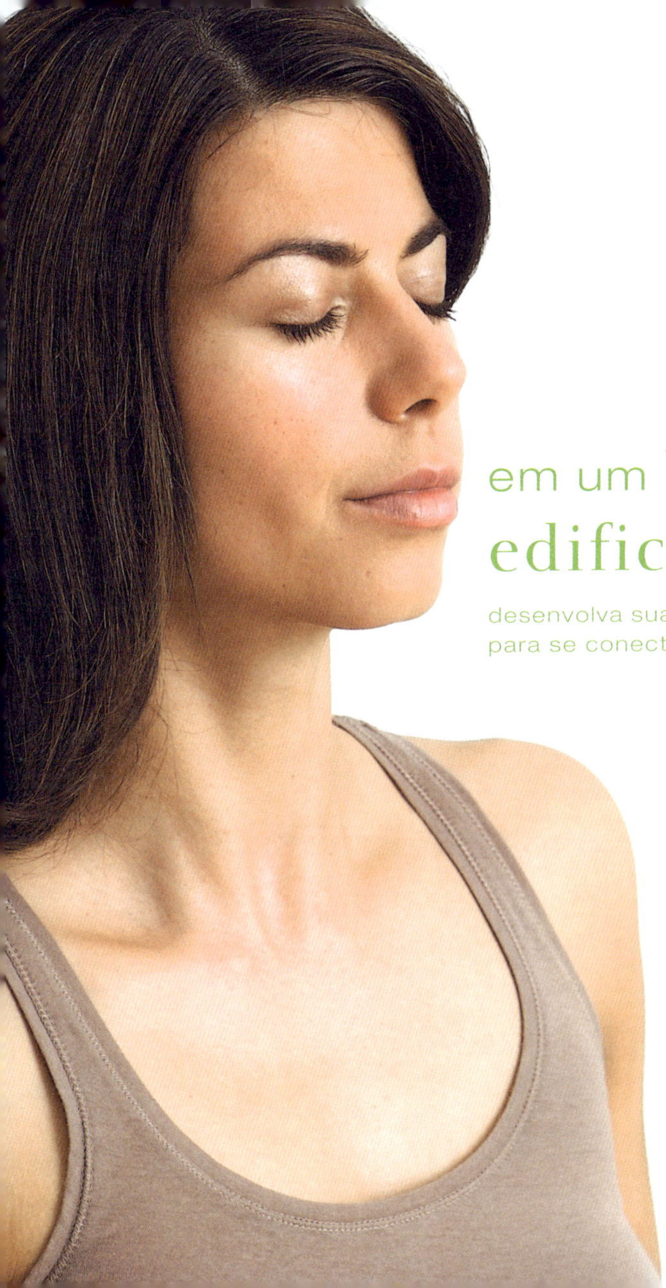

em um trem edificante

desenvolva sua compaixão
para se conectar com o mundo

em um avião energizante

reenergize-se e recupere-se durante o voo

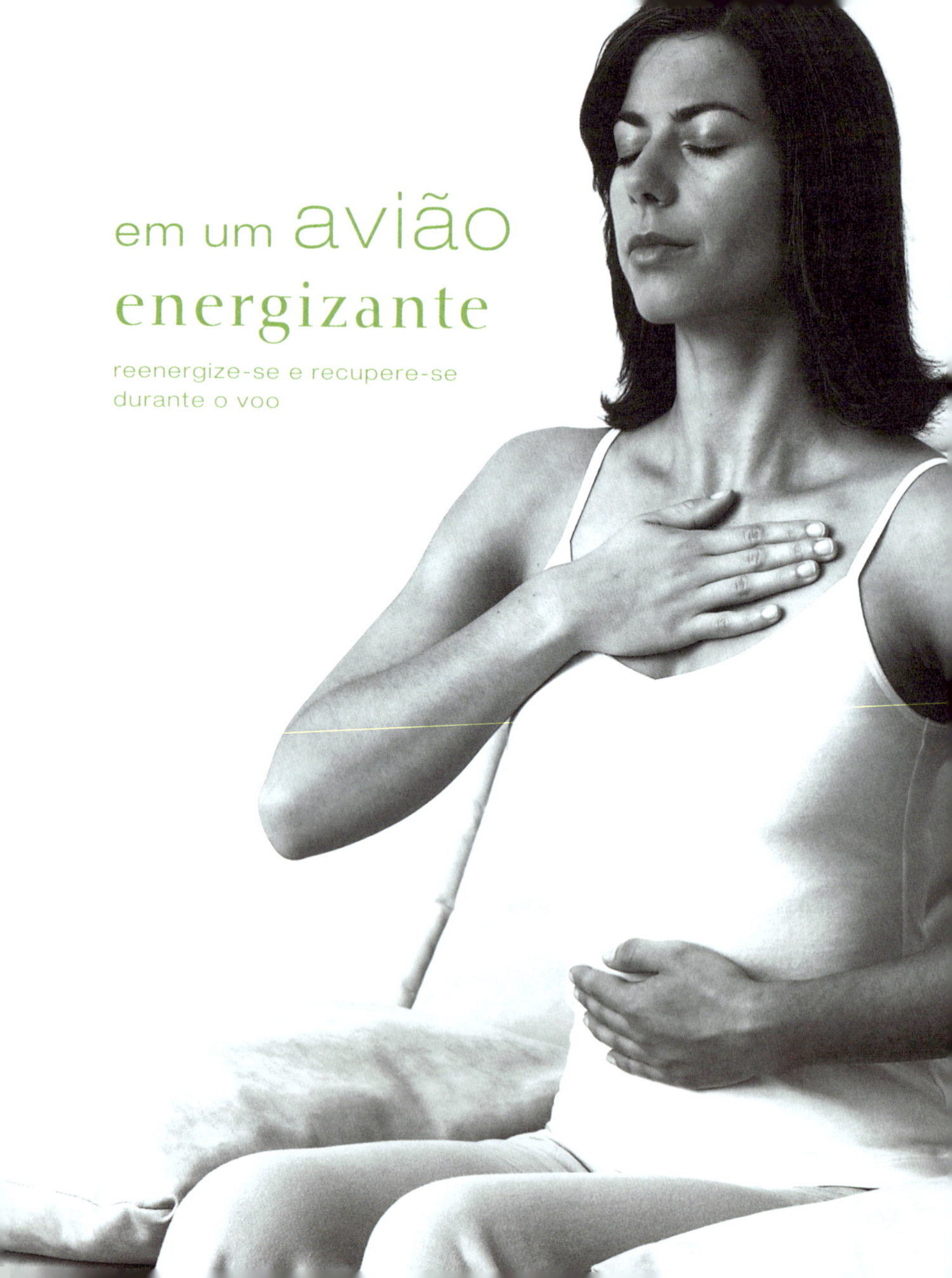

1 (*à esquerda*) Sente-se com as costas eretas no assento do avião. Coloque a palma da mão direita sobre o peito e a palma da mão esquerda sobre o abdome. Feche os olhos. Esta prática encoraja a expansão total dos pulmões, o que é tremendamente energizante, e o esvaziamento lento dos pulmões, o que é muito calmante.

2 Expire para começar. Inspire até encher cerca de 1/3 dos pulmões. Pare e conte até dois. Inspire até encher 2/3. Pare e conte até dois. Inspire novamente até seus pulmões estarem completamente cheios. Segure a respiração e conte até dois.

3 Solte o ar com uma única expiração, tranquila e sem pressa. Respire normalmente algumas vezes para se recuperar. Repita essa inspiração intercalada mais duas vezes. Observe como seu abdome e seu peito reagem ao lento e completo preenchimento dos pulmões.

4 Expire normalmente, depois inspire uma vez, respirando lenta e profundamente. Segure e conte até dois, depois expire e solte 1/3 do ar. Pare e conte até dois, depois solte outro terço. Pare e esvazie os pulmões. Com os pulmões vazios, conte até dois. Respire normalmente algumas vezes, depois repita as expirações mais duas vezes.

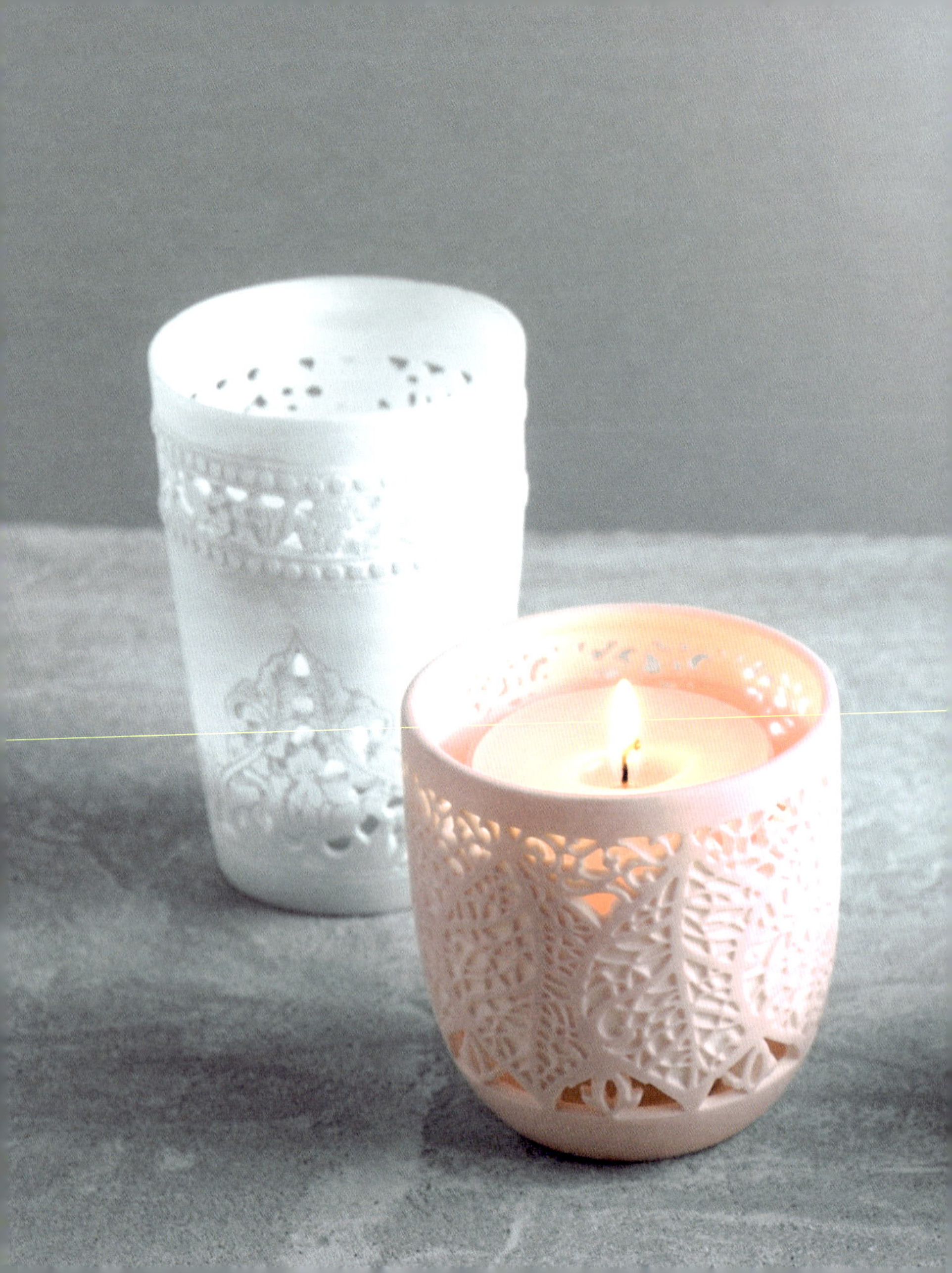

eliminar o estresse

Para se contrapor à tensão da mente ou do corpo, deixe-se absorver completamente por uma destas práticas. Faça uma jornada interior e concentre-se inteiramente nas sensações do seu corpo. Se conseguir se afastar das preocupações do dia-a-dia e mergulhar em si mesmo, ainda que por um minuto apenas, sentirá uma mudança gratificante.

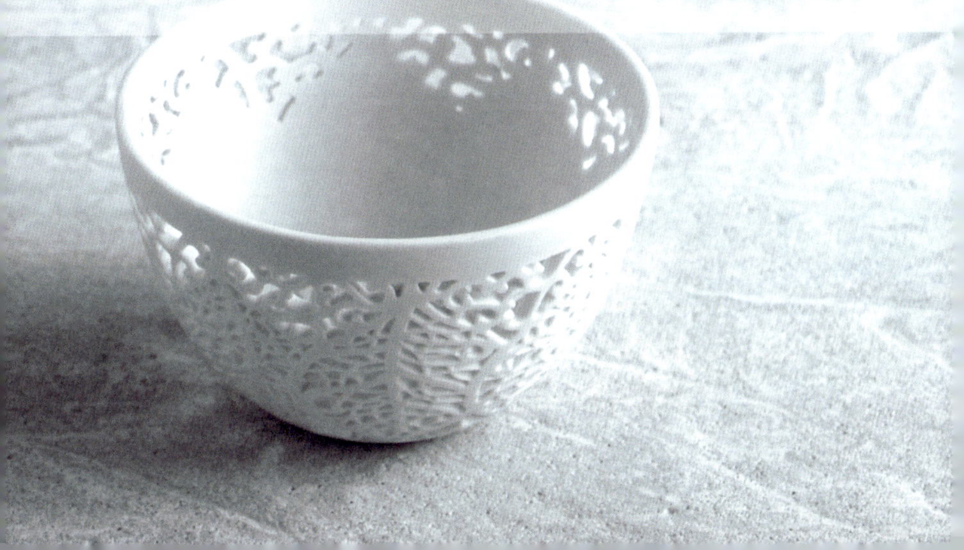

aliviar a tensão
para se soltar

suavize e solte a rigidez dos ombros

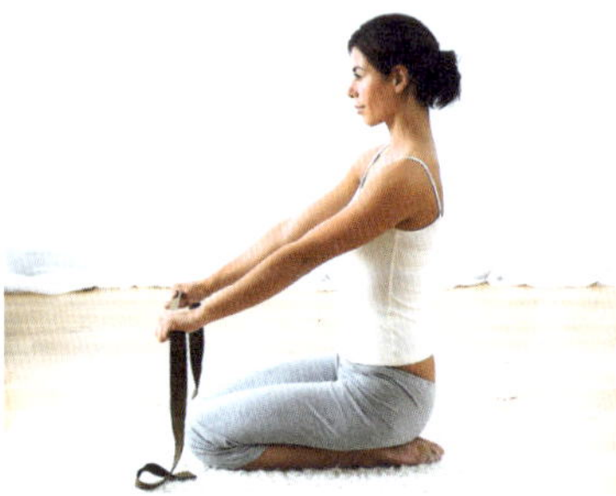

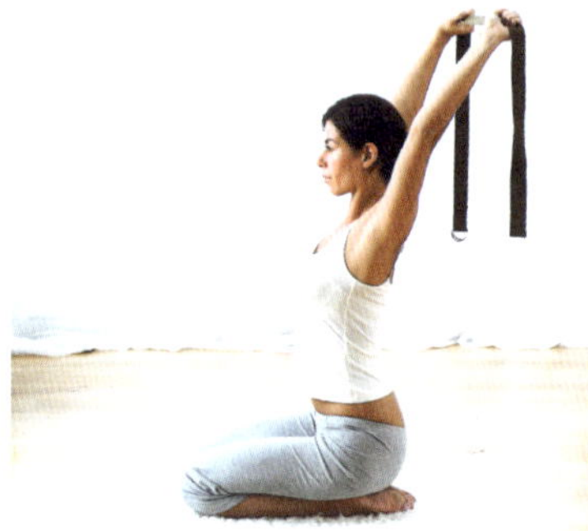

1 Ajoelhe-se com os calcanhares sob as coxas ou sente-se com as pernas cruzadas. Segure um cinto macio à sua frente com uma distância de 1 m entre as mãos. Inspire e erga os dois braços acima da cabeça. Expire e mexa os braços em arco para levá-los para trás.

2 Inspire e erga as mãos novamente; depois expire, trazendo-as para a frente. Continue a fazer esses movimentos, para trás e para a frente, por dez respirações. Sincronize os movimentos com a respiração. Se encontrar um ponto especialmente tenso, segure os braços aí e inspire e expire algumas vezes, para que suavize.

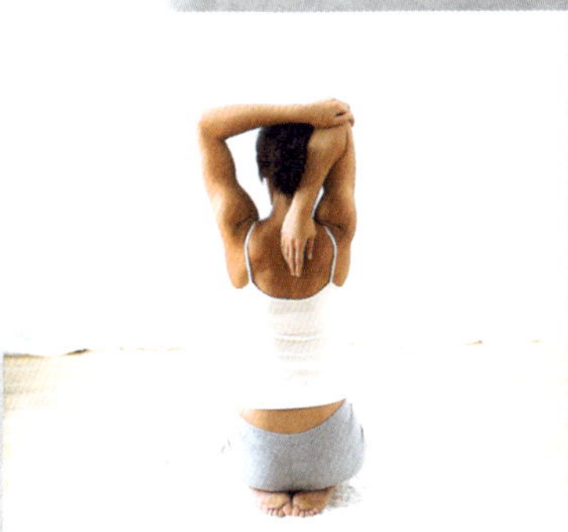

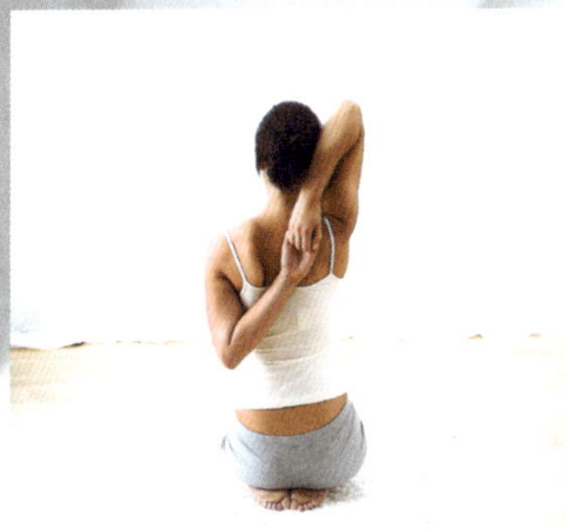

3 Deixe o cinto de lado e levante o braço direito, virando-o atrás da cabeça com os dedos apontando para baixo. Segure o cotovelo direito com a mão esquerda e abaixe o braço direito atrás das costas, sobre a coluna. Respire.

4 Mantendo o braço direito no lugar, abaixe a mão esquerda na lateral. Girando o ombro, coloque a mão esquerda nas costas, com os dedos para cima. Dobre bem o cotovelo para que as mãos se encontrem (ou segure o cinto entre elas). Fique assim por dez respirações, depois faça do outro lado. Solte e sinta o relaxamento nos ombros.

acalmar o corpo

relaxante

limpe a mente, como mágica

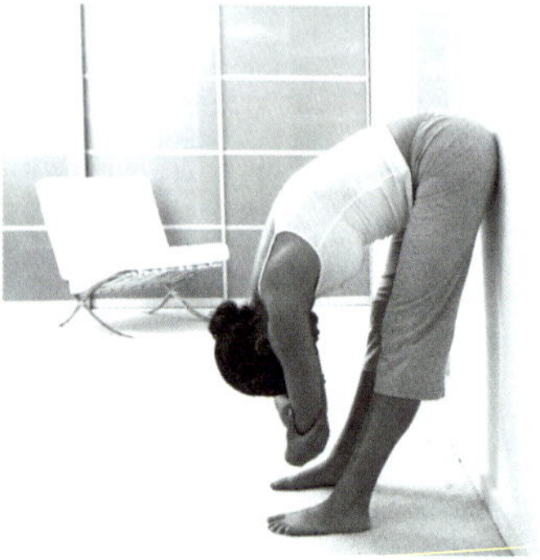

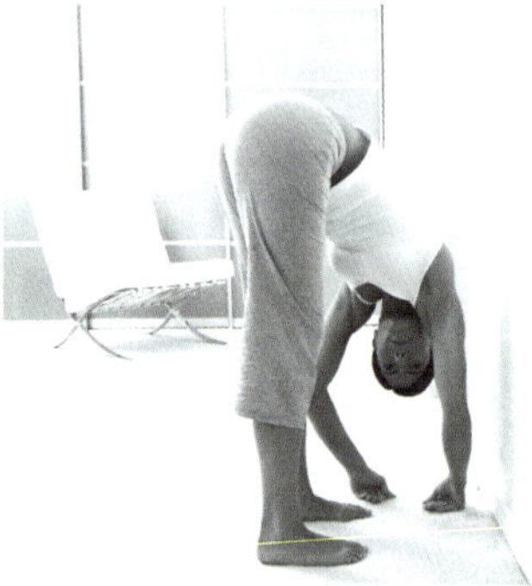

1 Fique de costas contra a parede. Separe os pés na largura dos quadris a cerca de 30 cm da parede. Dobre-se para a frente na altura dos quadris. Segure os cotovelos e fique assim por oito respirações. Solte os músculos do pescoço e dos ombros. Suba o cóccix; se precisar diminuir a intensidade, dobre os joelhos.

2 Se as suas costas estiverem agradavelmente alongadas, tente esta variação mais difícil. Vire-se e coloque as pontas dos pés a 45 cm da parede. Os pés devem estar paralelos. Vire para um lado e dobre-se para a frente. Com as mãos no chão, caminhe na direção da parede para encostar a parte de cima das costas.

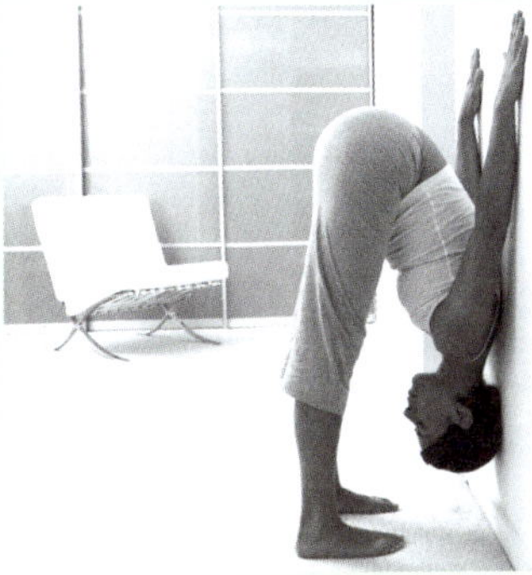 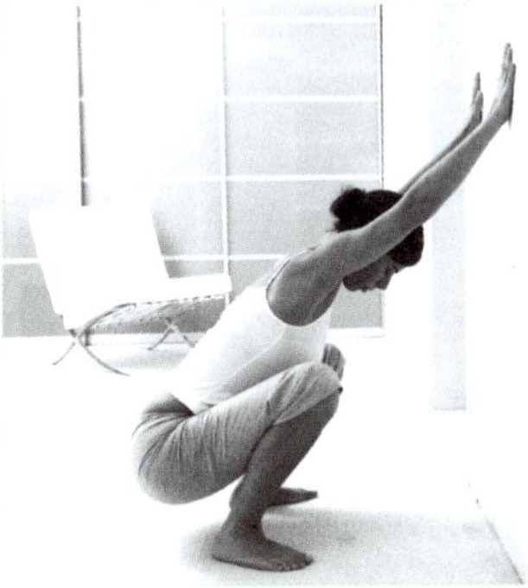

3 Com as mãos como apoio, incline os quadris na direção da parede para ajudar as escápulas a descerem. Mantenha os calcanhares firmes no chão e os joelhos retos. Tente manter os quadris à frente dos tornozelos. Se possível, gire os ombros para pôr as palmas das mãos na parede. Fique aí por oito respirações.

4 Coloque as mãos no chão para se equilibrar. Vire os joelhos e as pontas dos pés para fora na mesma proporção. Abaixe os quadris e agache-se, com os calcanhares erguidos se for mais confortável. Coloque as palmas das mãos na parede, e espere um pouco para sentir os efeitos da inversão antes de voltar a ficar em pé lentamente.

1 Deite-se de frente, com a testa no chão. Encoste o queixo no peito para alongar a nuca e garantir uma respiração tranquila pelo nariz. Ative as pernas para criar uma corrente de energia correndo pela parte da frente das pernas até a ponta dos pés. Mantenha essa ação das pernas durante todo o exercício.

2 Com as palmas das mãos no chão e as pontas dos dedos alinhadas com os ombros, apoie os polegares e os indicadores no chão. Escorregue as escápulas na direção da cintura e tire o peito do chão. Mantenha os ombros para trás, os cotovelos ligeiramente dobrados, próximos do tronco, e o pescoço alinhado com a coluna.

3 (*à direita*) Mantenha firmes os músculos das costas, como se os braços não lhe dessem apoio. Deixe-se envolver pela intensidade dessa postura empurrando os ossos do peito para a frente e para cima. Fique assim por oito respirações e repita duas vezes.

4 Junte pés e joelhos e sente-se sobre os calcanhares. Coloque o tronco sobre as coxas e descanse a testa no chão. Coloque os braços nas laterais do corpo. Relaxe nessa posição por dois minutos, pelo menos, respirando atentamente.

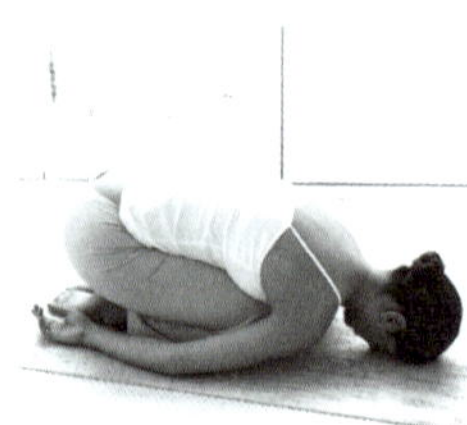

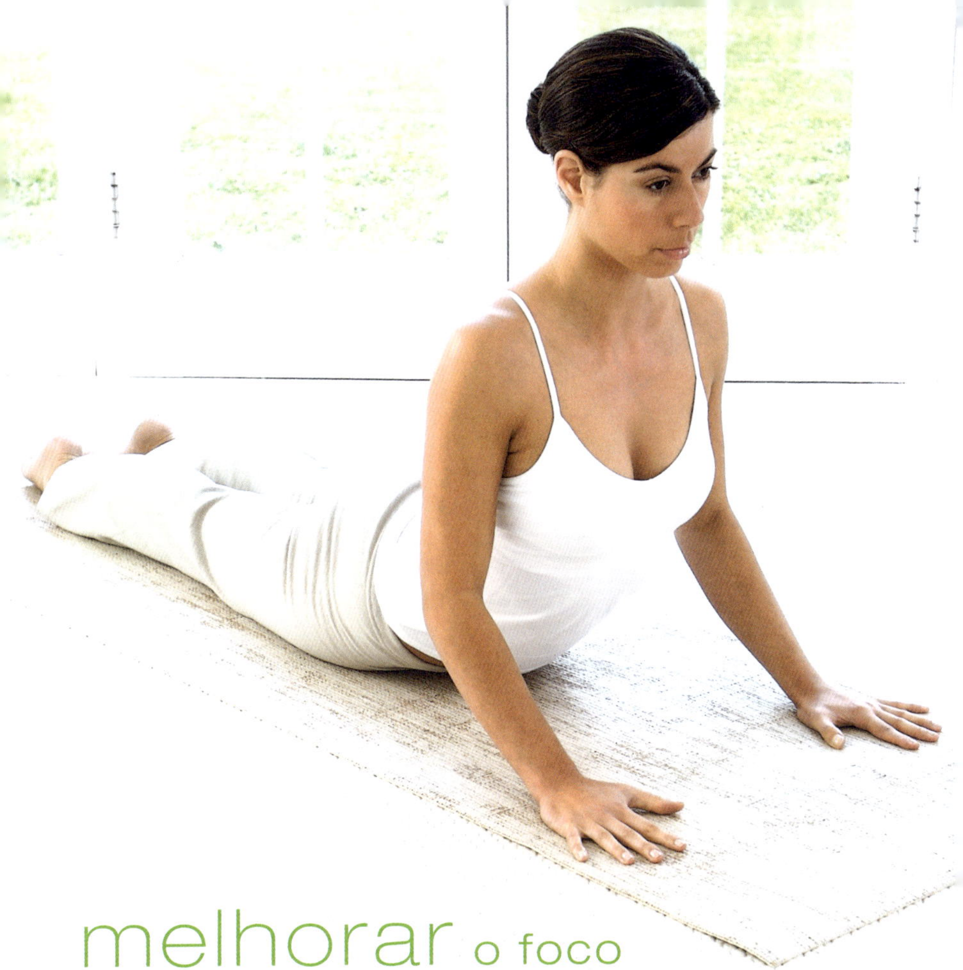

melhorar o foco para se concentrar

coloque sua consciência no presente

aliviar as costas para desembaraçar

traga vitalidade e positividade para seu dia

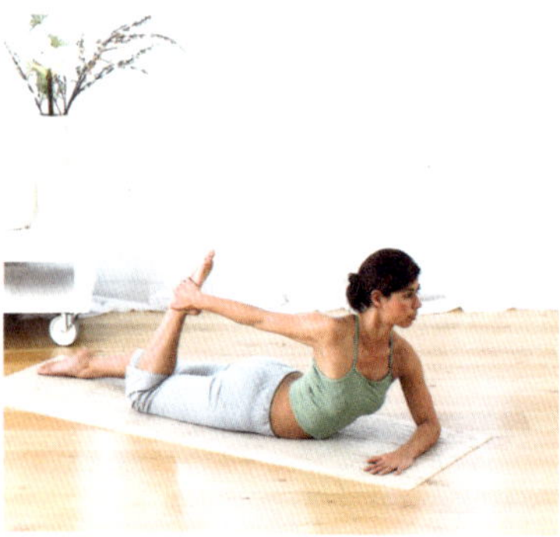

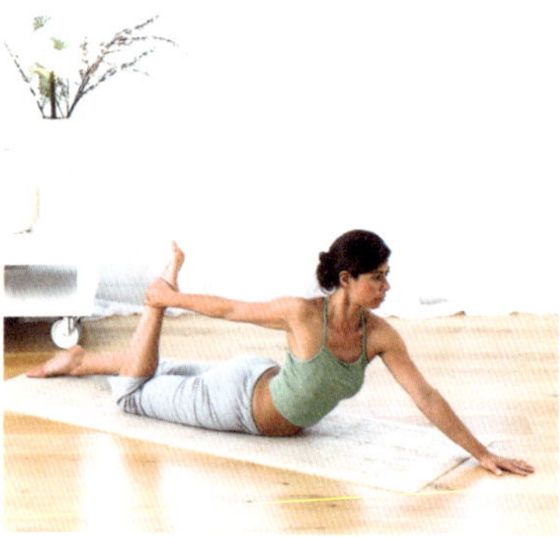

1 Deite-se de frente e apoie-se nos cotovelos, com as palmas das mãos no chão. Dobre o joelho direito e estenda o braço direito para trás para pegar seu tornozelo. Puxe a perna direita como se quisesse alongá-la e levante o peito em uma longa flexão. Endireite o troco na frente, para impedir que você gire para a direita.

2 Se conseguir ir além, escorregue a mão esquerda para a frente e estenda o cotovelo. Não encurve o ombro esquerdo – mantenha-o virado para trás e para baixo. Erga bem o peito e concentre-se no arco do meio das costas. Segure por seis respirações. Agora repita todo o exercício com o joelho esquerdo dobrado.

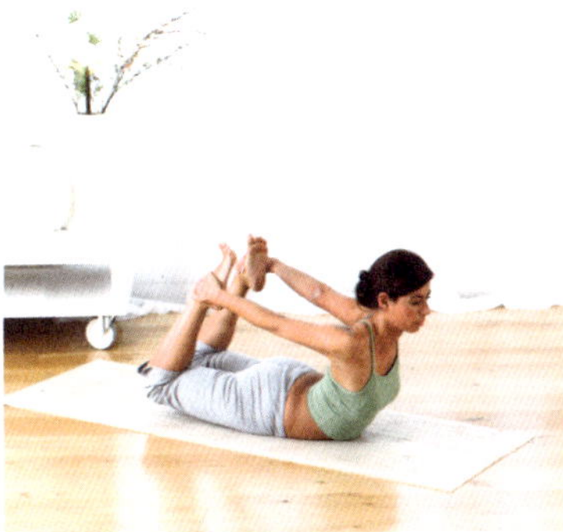

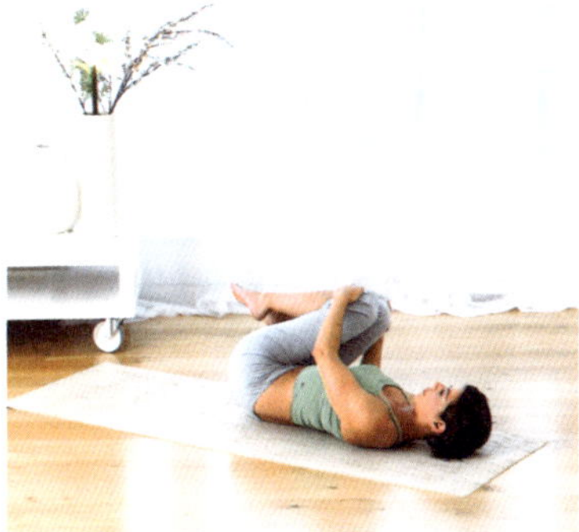

3 Para a postura completa, pegue os dois pés. Pressionando as pernas, erga bem a parte de cima do corpo. Mantenha os cotovelos retos e desenvolva o arco nas costas comprimindo as escápulas. Respire com força e balance delicadamente para a frente e para trás. Segure por oito respirações e repita duas vezes.

4 Role para ficar de costas e abrace os joelhos junto ao peito. Aperte-os e balance delicadamente de um lado para outro para aliviar a tensão das costas. Depois, coloque a mão direita no joelho direito e a mão esquerda no joelho esquerdo, e faça seis movimentos circulares, três no sentido horário e três no anti-horário.

1 Fique em pé, com os pés juntos, mãos nos quadris. Coloque a perna direita cerca de 50 cm atrás de você, apoiando as pontas dos dedos dos pés no chão. Energize-se pela perna de trás e pressione o peito para cima, criando a forma de lua cheia com seu corpo. Gire os ombros para trás, tentando aproximar os cotovelos.

2 Pressione o quadril direito para a frente, para encaixar os quadris. Dobrando-se no alto da coxa esquerda, estenda a perna direita, tirando-a do chão, com o calcanhar apontando para o alto. Mantenha a forma arqueada das costas enquanto alinha o tronco e a perna com o chão.

3 Se o quadril direito subiu, corrija isso abaixando-o para que a parte de trás das costas fique reta. Se isso for difícil, dobre a perna de apoio. Para facilitar o equilíbrio, olhe fixamente para um ponto cerca de 90 cm à sua frente.

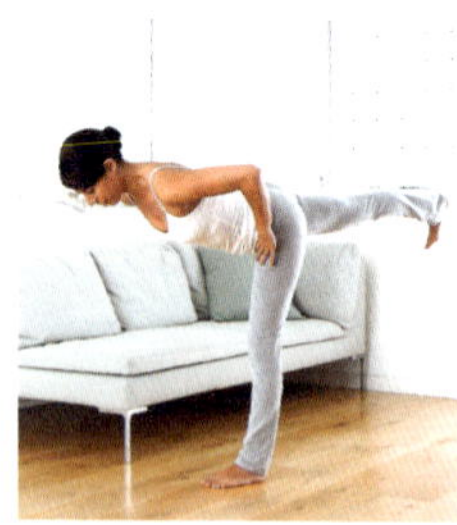

4 (*à direita*) Para a postura completa, alongue os músculos abdominais e estenda os braços para a frente, as palmas das mãos voltadas uma para a outra, paralelas ao chão. Respire e mantenha o equilíbrio por cinco respirações. Depois saia e pratique do outro lado.

reequilibrar tudo

estabilizadora

desenvolva a estabilidade física e mental

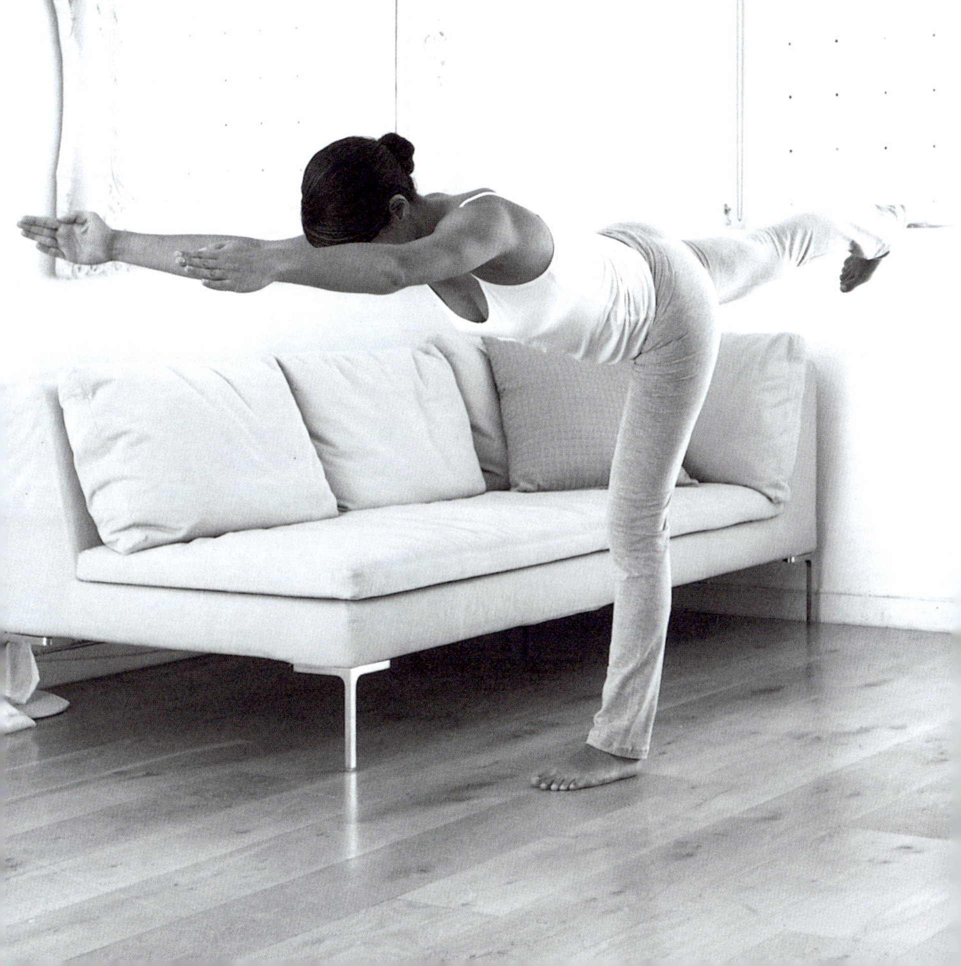

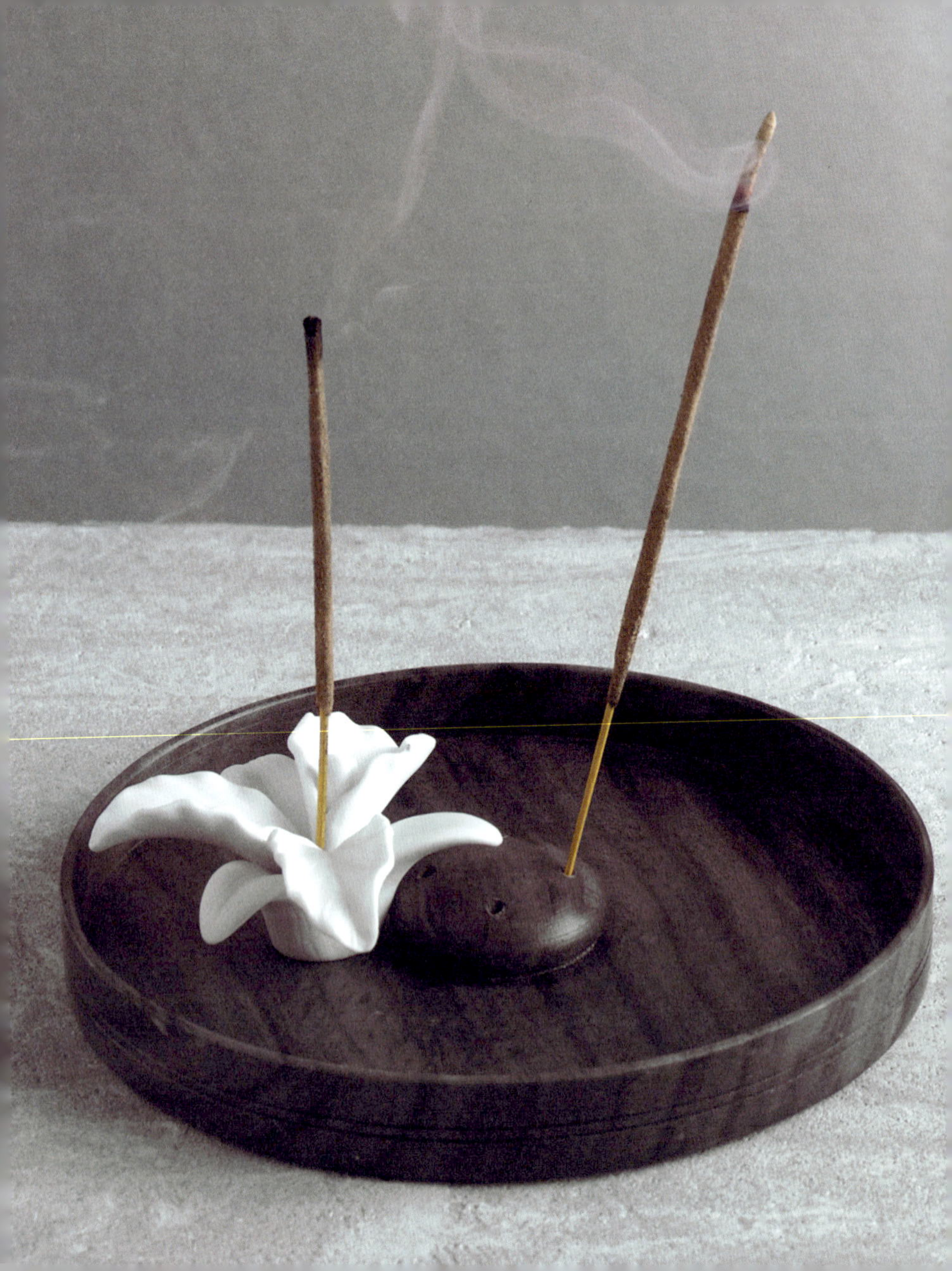

melhorar o humor

Não adie a felicidade – utilize as técnicas testadas e aprovadas da ioga para se sentir melhor hoje! Nossos corpos foram projetados para se mexer e alongar, e eles adoram isso. As posturas deste capítulo desbloqueiam as tensões físicas, combinando-as com respiração ritmada profunda para acalmar e tranquilizar a mente preocupada.

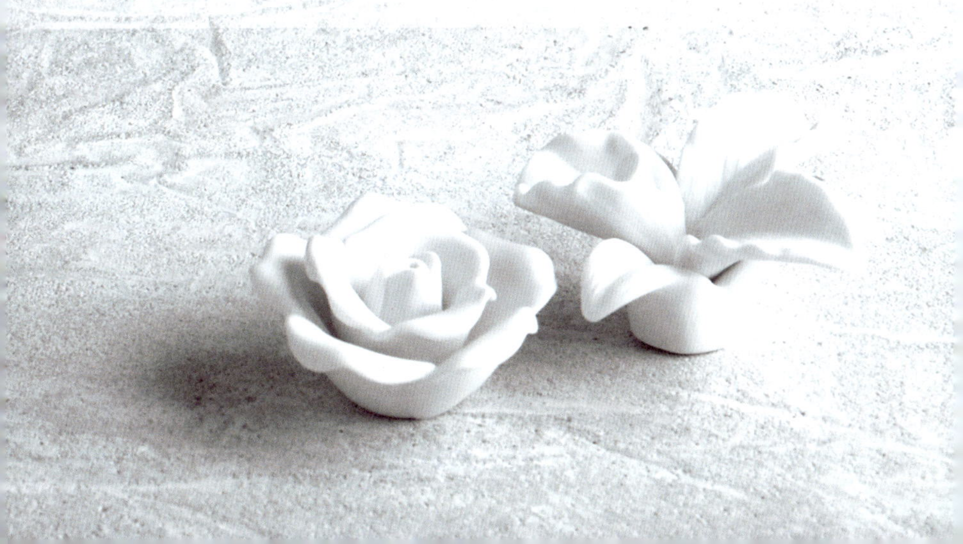

reavivar o centro para se soltar

estabilize a respiração para estabilizar a mente e o humor

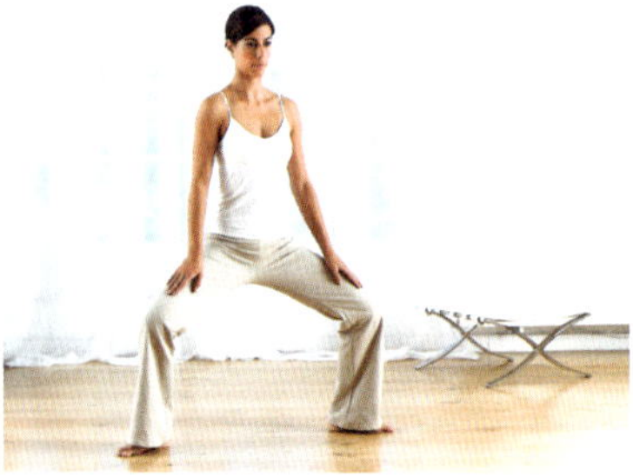

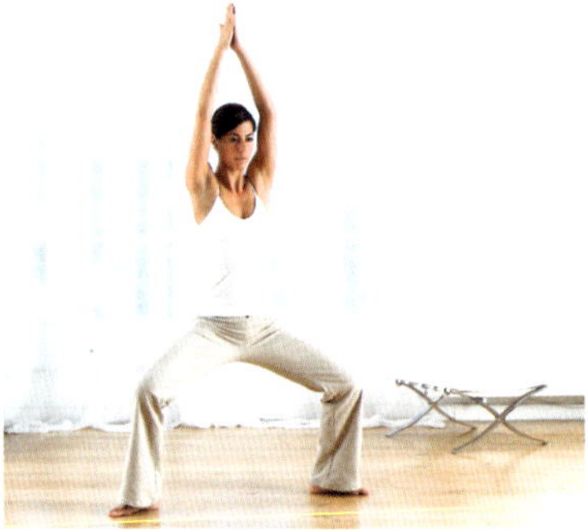

1 Separe os pés, com uma abertura de 90 cm ou mais, se tiver pernas longas. Vire-os para fora, a 45°. Dobre os joelhos sobre os tornozelos, agachado com as pernas bem abertas. Os joelhos devem apontar na mesma direção dos dedos. Descanse as mãos sobre as coxas e fique assim por um momento para perceber como se sente.

2 Leve os braços para as laterais e vire as palmas das mãos. Inspire e erga os braços até juntar as mãos acima da cabeça. Execute o movimento com ritmo constante, contando mentalmente até quatro. Quando as palmas das mãos se unirem, expire e abaixe-as seguindo a linha do meio do corpo, contando mentalmente até quatro.

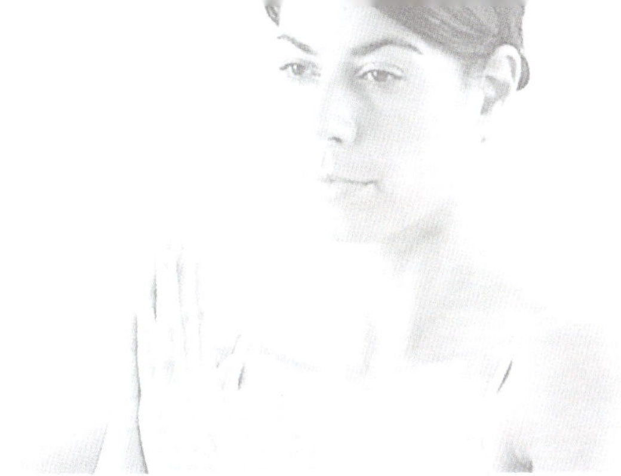

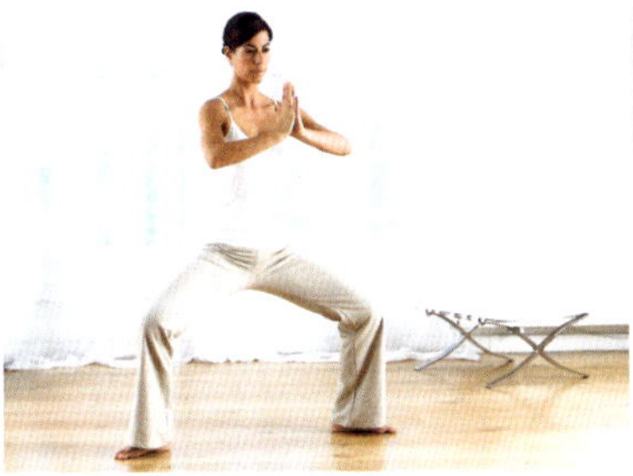

3 Continue a respirar enquanto leva os braços para fora, para cima e para baixo num ritmo constante, fluido. Aprecie a sensação de inspirar o ar profundamente nos pulmões e laterais da caixa torácica. Cada vez que expirar e abaixar as mãos, imagine que o movimento dos braços para baixo está ajudando a tirar o ar dos pulmões.

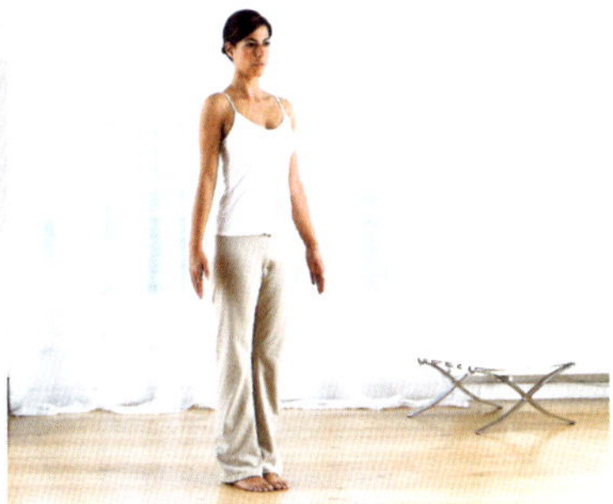

4 Se conseguir se mexer e respirar confortavelmente com movimentos mais lentos, conte até cinco ou seis, em vez de quatro. Continue por 15 respirações, depois junte as pernas e alongue-se. Examine-se. Como está seu corpo agora? Como esta prática alterou seu humor?

1 Deite-se de costas e abrace os joelhos junto ao peito. Pressione as coxas contra o abdome para ajudar a esvaziar os pulmões ao expirar. Relaxe e perceba a barriga e o peito se expandindo em direção às suas coxas ao inspirar. Deixe a respiração entrar em um ritmo suave.

2 Coloque os pés no chão, separados na largura dos quadris. Inspire lentamente, estenda os braços acima da cabeça e erga os quadris. Levante a parte da frente das coxas o máximo que puder.

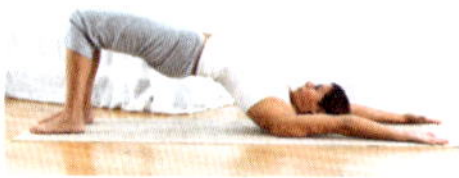

3 (*à direita*) Na próxima expiração, abaixe os quadris até o chão e leve os joelhos até o peito de novo. Deixe o cóccix subir. Cubra os joelhos com as mãos e aperte as coxas de novo. Expire completamente, para dar espaço a uma inspiração mais profunda.

4 Inspire e estique as pernas para cima com os braços no chão e acima da cabeça. Se este movimento de pernas forçar demais os tendões ou a lombar, dobre os joelhos levemente quando as pernas estiverem para cima. Expire e abrace os joelhos contra o peito novamente e pratique toda a sequência sete vezes.

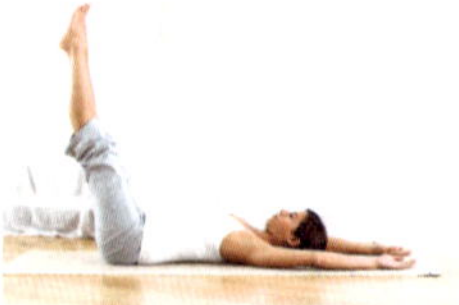

suavizar a respiração para levantar o astral

solte os ombros e fortaleça seu centro

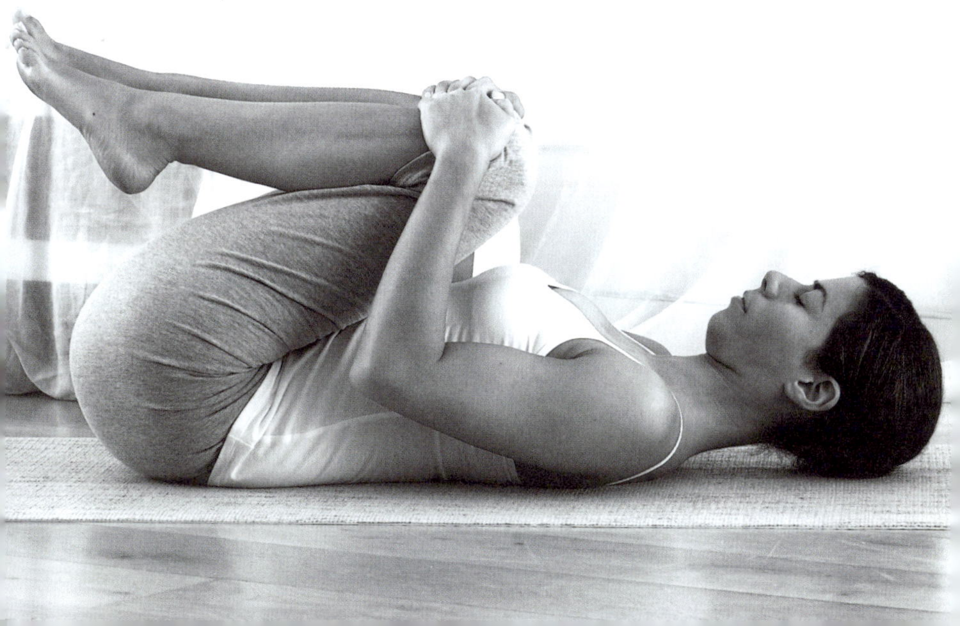

revigorar o corpo para dar coragem

recupere o equilíbrio reenergizado

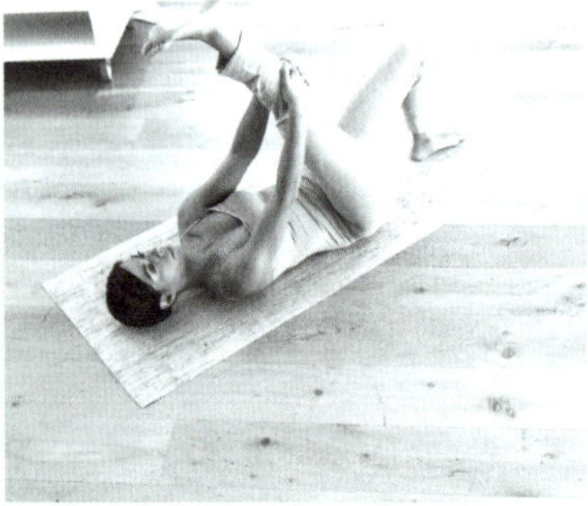

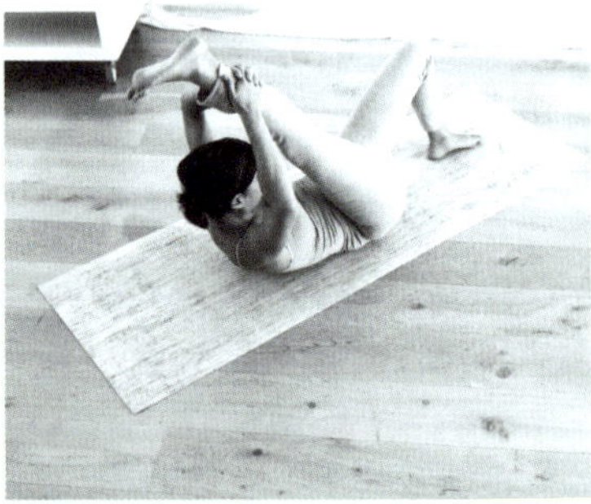

1 Deite-se de costas com a perna direita esticada para o alto. O joelho esquerdo deve estar dobrado, com a sola apoiada no chão. Entrelace os dedos atrás da coxa ou da canela direita e puxe a perna suavemente em direção ao tronco por oito respirações. Intensifique o alongamento flexionando o pé na direção da cabeça.

2 Leve o queixo em direção ao peito e erga a cabeça em direção ao joelho. Se conseguir, suba as mãos pela perna, e expire para aumentar o alongamento. Procure não dobrar o joelho e aproxime-o ainda mais da cabeça por seis respirações. Com a perna no ar, expire e solte a cabeça no chão e os braços para os lados.

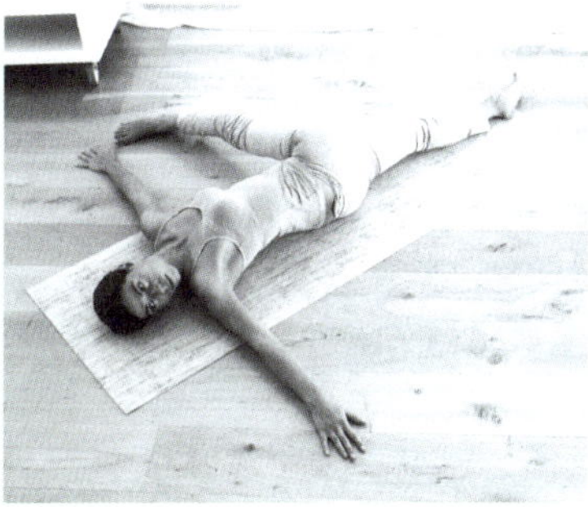

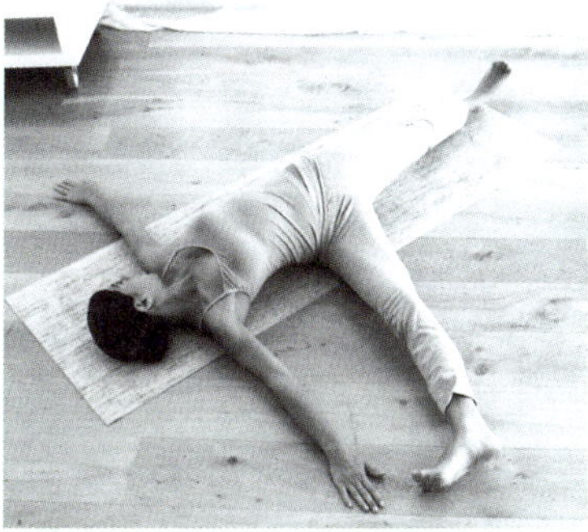

3 Estenda a perna esquerda. Inspire, depois expire e passe o pé direito em direção ao chão do lado esquerdo, por cima do corpo. Se possível, aponte os dedos do pé direito para a mão esquerda. Deixe o quadril direito sobre o esquerdo enquanto gira o pescoço e vira a cabeça para o lado direito.

4 Inspire e coloque a perna direita na vertical, depois expire e leve o pé direito para o chão perto da mão direita. Vire a cabeça para a esquerda. Repita por quatro respirações, inspirando ao erguer a perna na vertical, e expirando quando a recolocar no lado. Depois pratique todo o exercício com a perna esquerda.

aliviar o coração
estabilizadora

espante as preocupações com esta flexão clássica

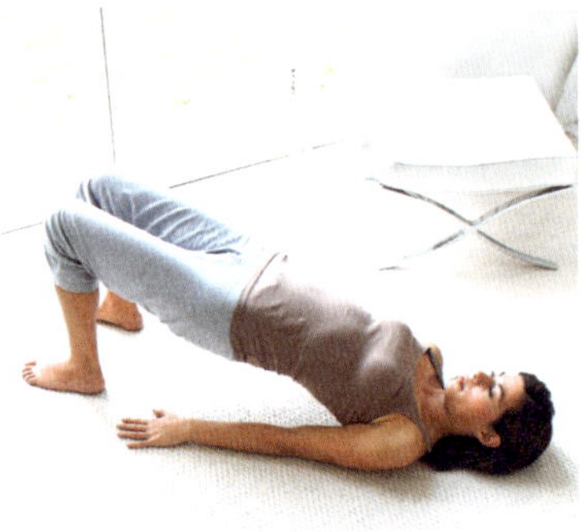

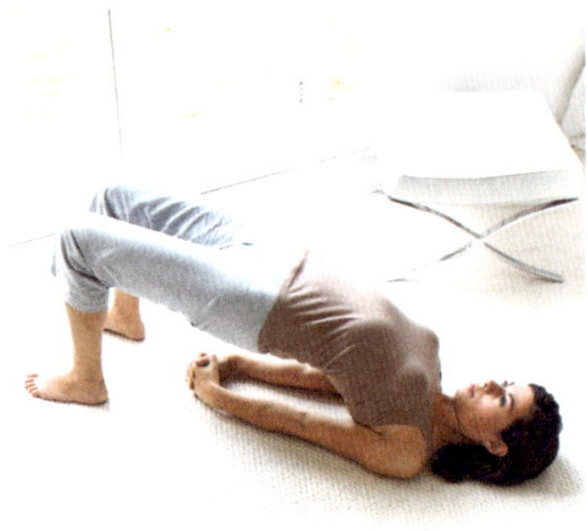

1 Deite-se de costas com os braços ao lado do corpo, as palmas das mãos para baixo. Dobre os joelhos, com os pés abertos na largura dos quadris. Inspire e, a partir do cóccix, vá levantando os quadris lentamente. Mantenha a posição por seis respirações longas, profundas; abaixe e descanse.

2 Levante os quadris, incline-se para a direita e gire o ombro esquerdo para baixo e sob o peito. Incline-se para a esquerda, para repetir o movimento com o ombro direito. Entrelace os dedos na direção dos calcanhares. Fique assim por seis respirações, sentindo o alongamento do ombro. Solte as mãos e descanse.

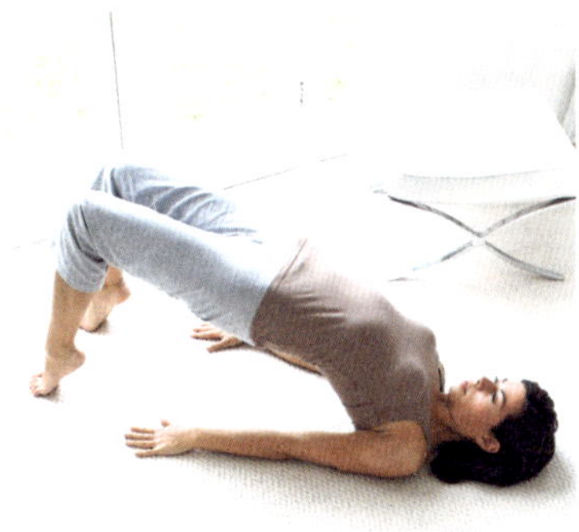

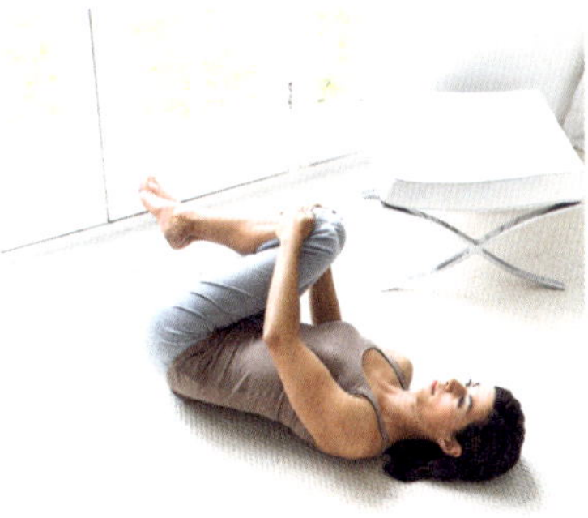

3 Esta agradável modificação permite maior alongamento da lombar. Erga os quadris o mais alto que puder e gire os ombros para baixo, como no passo 2. Erga os calcanhares, apoiando-se nas pontas do pés, e empurre o peito em direção ao queixo. Apoiado nas pontas dos pés, demore um minuto para abaixar as costas, vértebra por vértebra.

4 Termine com uma automassagem nas costas. Abrace os joelhos e role de um lado para outro para aliviar a tensão das costas. Se estiver sobre uma superfície macia, afaste um pouco os joelhos do peito e tente balançar para a frente e para trás.

1 Sente-se com as costas eretas em uma cadeira ou com as pernas cruzadas no chão. As narinas devem estar limpas. Vire o indicador e o dedo médio para a palma da mão. Com o anular, o polegar e o mindinho, feche as narinas alternadamente.

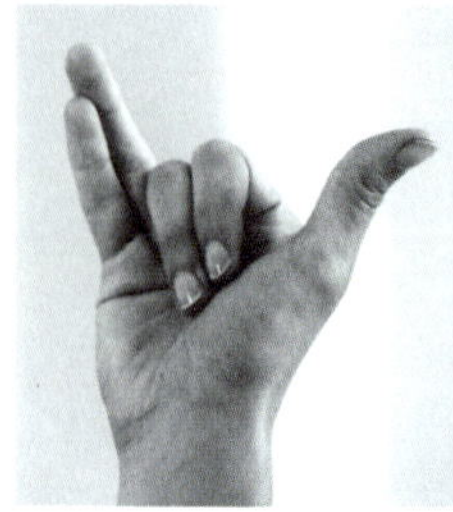

2 (*à direita*) Usando o dedo mindinho e o anular da mão esquerda, cubra a narina direita. Expire pela narina esquerda. Inspire pela mesma narina e depois cubra-a com o polegar. Solte o dedo mindinho e o anular e expire pela narina direita. Depois inspire por ela.

3 Repita esta sequência, mudando as narinas depois de cada inspiração. Feche os olhos e mantenha a respiração suave e uniforme. Imagine um fio de ar prateado entrando e saindo de cada narina. Dê tempo para as pausas naturais que separam a inspiração da expiração.

4 Tome cuidado para manter o ombro esquerdo relaxado e a cabeça centrada. Quando tiver completado dez respirações, abaixe o braço e fique sentado com os olhos fechados. Observe como está se sentindo. Esta prática pode ser a primeira coisa pela manhã, ou a última do dia, ou quando precisar de um momento de paz.

equilibrar

a respiração para acalmar

use esta prática para ganhar ânimo

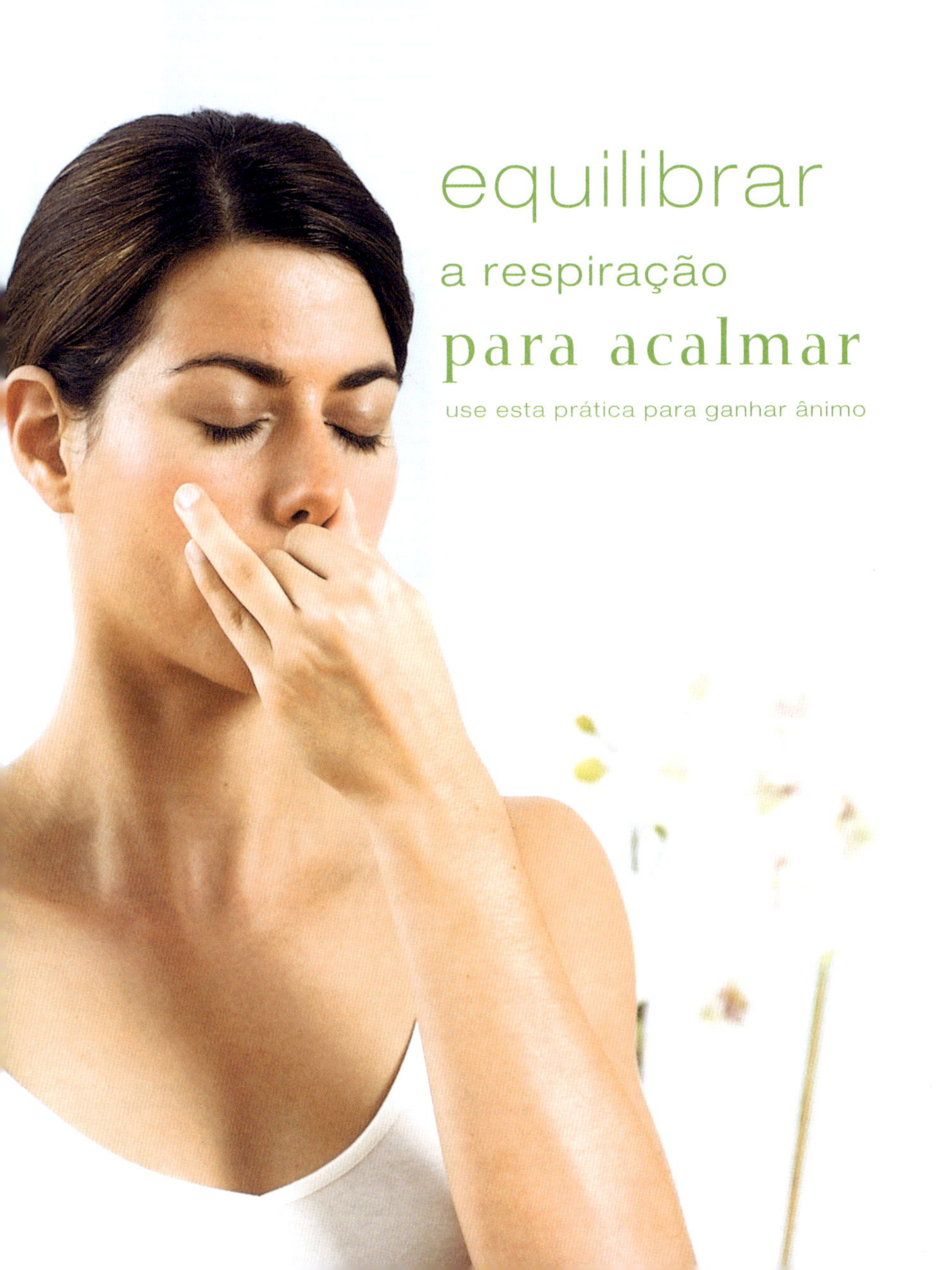

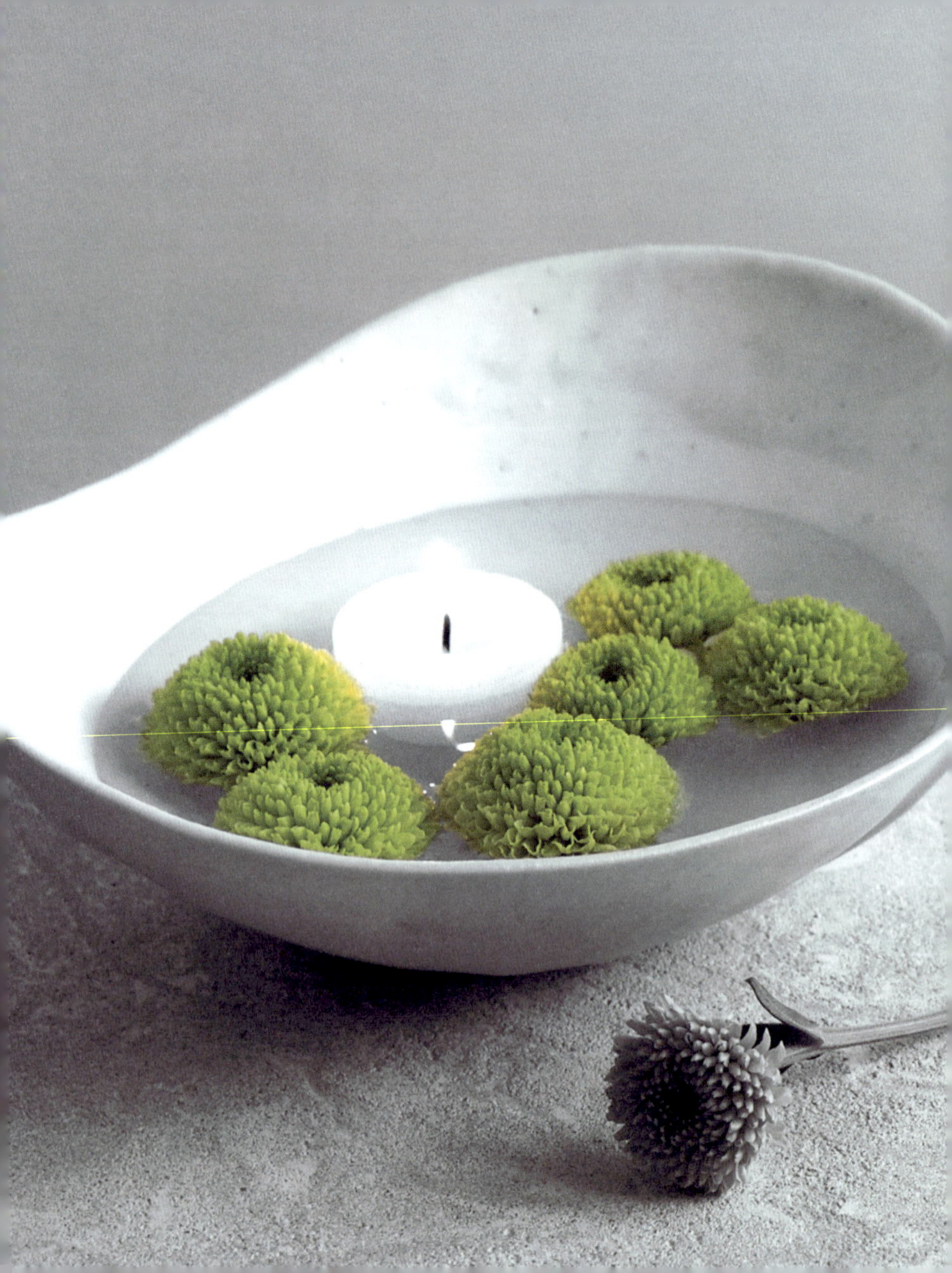

aumentar a energia

Se usar toda a sua força muscular para se alongar profundamente em uma sequência de ioga você terá mais energia. Dê a estas sequências tudo o que puder e será recompensado generosamente. As posturas deste capítulo farão você se sentir aberto, revigorado e vibrante.

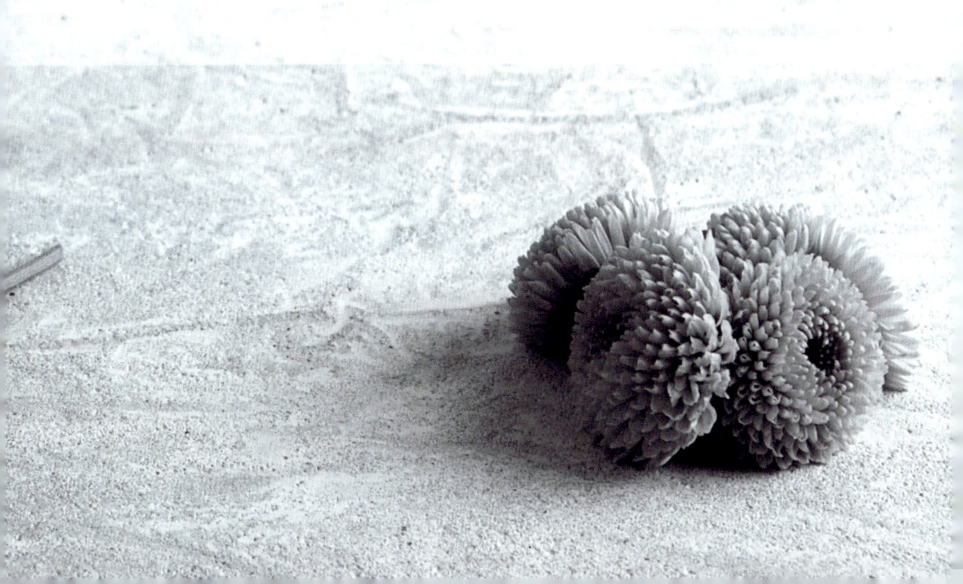

ativar a energia fortalecedora

trabalhe todo o corpo para revigorar todo o conjunto

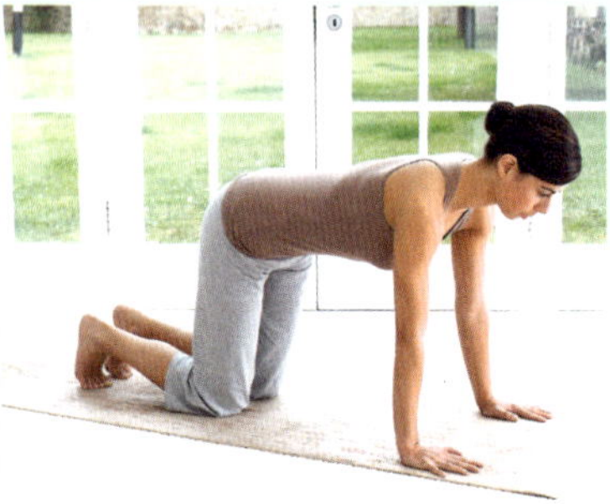

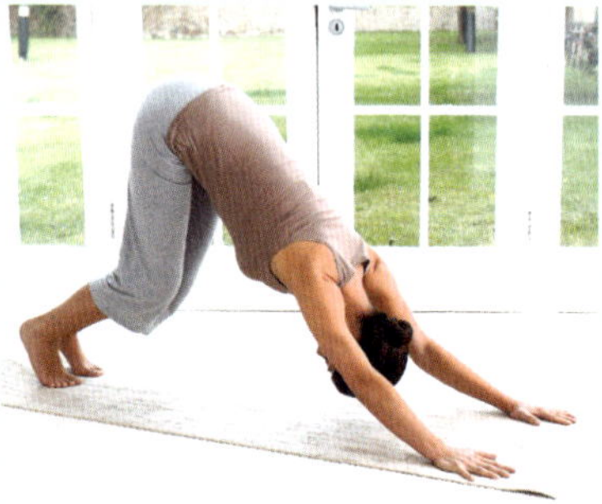

1 Comece de quatro, com os joelhos e os pés na largura dos quadris. Coloque as mãos separadas na largura dos ombros, com os dedos médios apontando para a frente. Apoie--se uniformemente sobre as palmas das mãos, dando especial atenção à firmeza dos dedos indicadores e polegares.

2 Erga os quadris de forma que as pernas e as costas formem um V invertido, com os joelhos dobrados. Gire os ombros para fora, para criar bastante espaço entre os braços e o pescoço – imagine que você tem globos oculares nas axilas e que eles estão olhando para o outro lado do peito.

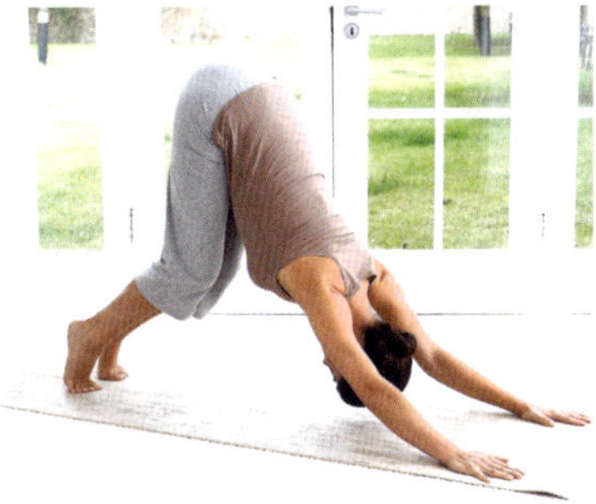

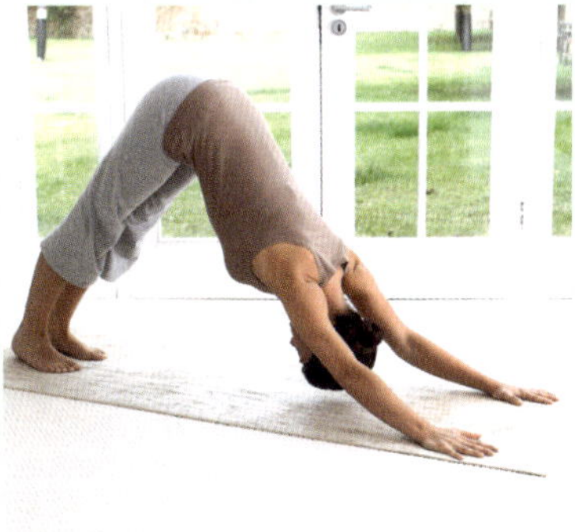

3 Em seguida, levante os calcanhares e dobre os joelhos profundamente. Solte o peito na frente das coxas, como se fosse pular na piscina. Continue a estender as escápulas, resistindo à vontade de curvar os ombros, e mantenha a pressão firme sobre as palmas das mãos.

4 Agora trabalhe a parte de trás das pernas. Alongue-as, voltando os calcanhares para o chão. Se conseguir encostá-los no chão, caminhe para trás. Continue trabalhando as costas fazendo um arco. Fique assim por dez longas respirações antes de descansar de quatro novamente.

desenvolver a força revitalizante

desenvolva força e firmeza na parte de cima do corpo

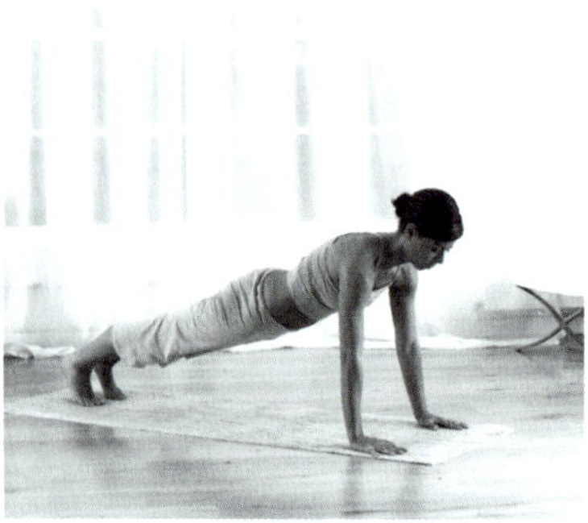

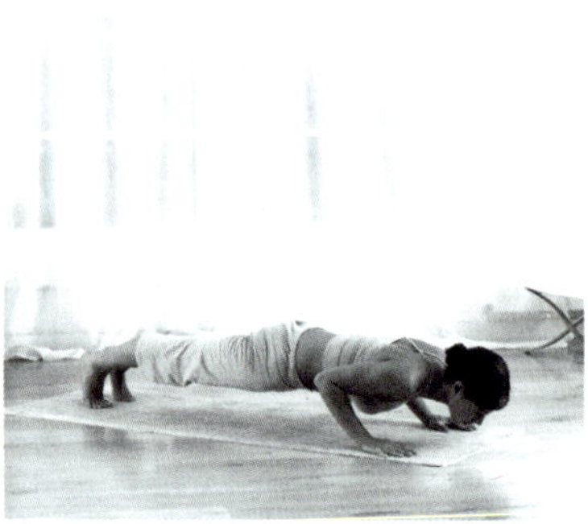

1 De quatro, com as mãos para a frente, apoie-se nos dedos dos pés e erga os joelhos. Caminhe para trás para que a parte de trás do corpo forme uma linha reta dos ombros aos calcanhares, com os ombros acima dos pulsos e as nádegas alinhadas. A parte de dentro dos cotovelos deve estar voltada para a frente.

2 Use sua força abdominal, puxando as costelas de baixo para os ossos dos quadris. Expire e dobre os cotovelos para abaixar o corpo pouco acima do chão. Seus cotovelos devem continuar junto do tronco, e não abertos. Se precisar adquirir força primeiro, você pode abaixar os joelhos até o chão.

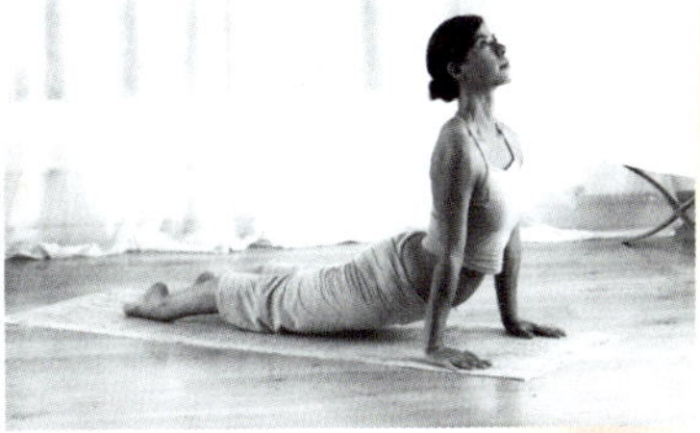

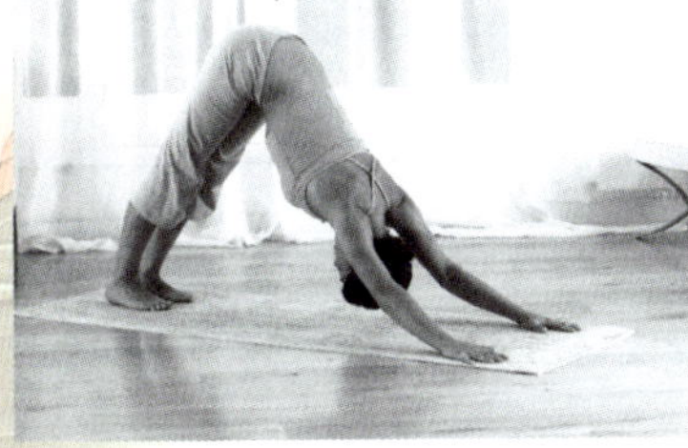

3 Inspire e pressione o peito para a frente entre os braços enquanto fortalece os cotovelos. Ao mesmo tempo, role para a frente sobre as pontas dos dedos dos pés, para descansar sobre o peito dos pés. Mantenha sua energia na parte da frente das pernas para que os joelhos não caiam em direção ao chão.

4 Expire e encolha o umbigo para encaixar os abdominais, na postura do V invertido. Role para trás sobre os dedos dos pés enquanto ergue os quadris. Faça força para baixo pelos calcanhares para alongar a parte de trás das pernas. Inspire e venha para a frente, na posição do passo 1. Repita toda a sequência cinco vezes.

revigorar as costas para se abrir

revitalize a parte da frente do corpo com uma flexão para trás

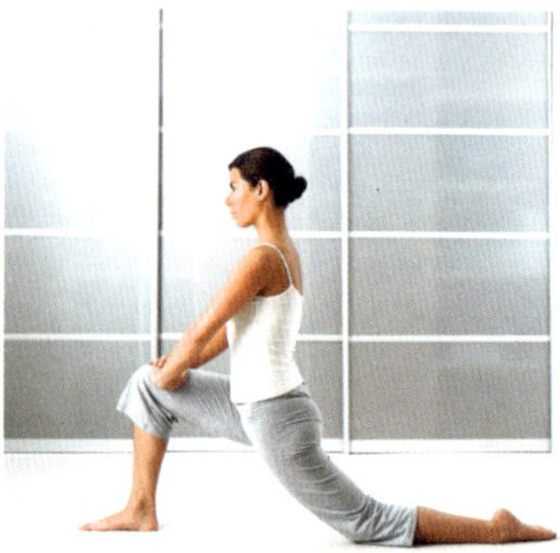

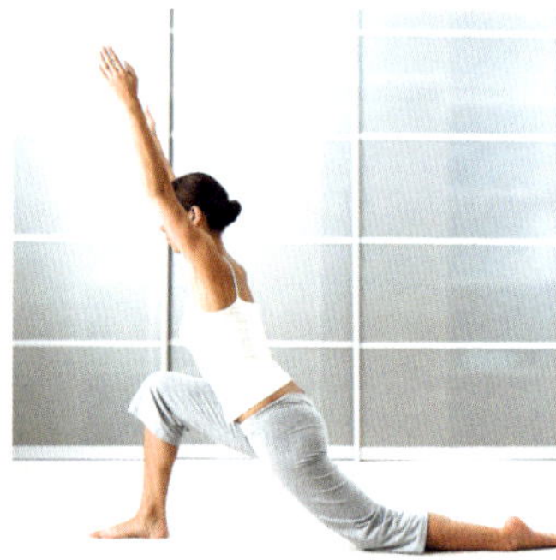

1 Fique de joelhos. Depois dê um passo à frente com o pé direito. Dobre o joelho direito, deixando-o acima do calcanhar, e escorregue os quadris para a frente. Coloque as mãos sobre o joelho direito. Encaixe o cóccix para aprofundar o alongamento da parte da frente da perna esquerda.

2 Incline-se suavemente para a frente, para alongar a parte de baixo das costas. Estenda os dois braços à frente e, inspirando profundamente, estique-os verticalmente. Junte as palmas das mãos para levar as escápulas a se abrirem, e para não encurvar os ombros.

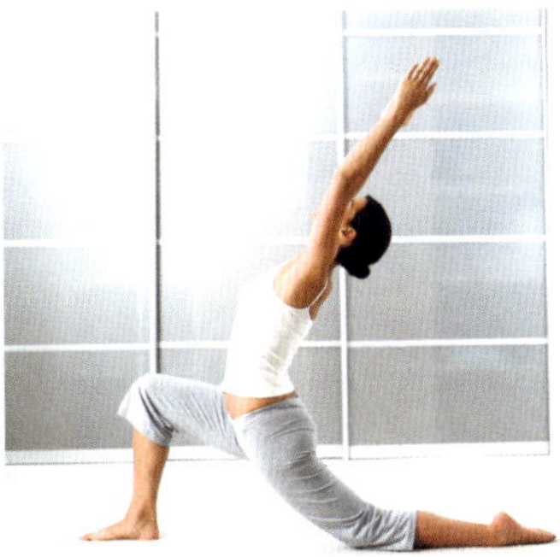

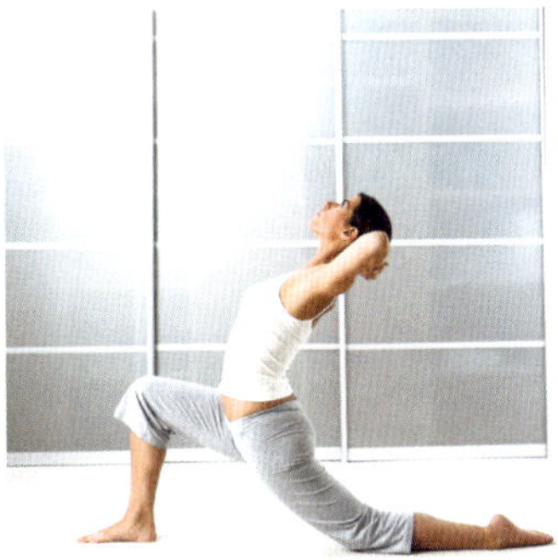

3 Estique seus braços para cima e alongue as laterais do tronco. Imagine pedaços de céu azul entre cada uma de suas vértebras. Se desejar, leve os braços para trás e olhe para cima enquanto ergue o peito para ficar numa flexão completa para trás. Mantenha esta postura por seis respirações.

4 Se sentir que o pescoço precisa de um pouco de apoio, entrelace os dedos atrás da cabeça. Enquanto o peito sobe para a frente, abra bem os cotovelos e solte-os para trás. Mantenha esta postura por cinco a dez respirações. Depois repita toda a sequência com o pé esquerdo à frente.

1 Ajoelhe-se com as duas pernas dobradas para a esquerda e a panturrilha direita embaixo da coxa esquerda. É natural uma certa inclinação para a direita, mas, se sentir que está caindo, coloque um cobertor dobrado com altura de 15 cm embaixo da nádega direita.

2 Coloque a mão esquerda do lado de fora do joelho direito. Coloque as pontas dos dedos da mão direita no chão, atrás de você. Procure se equilibrar nessa mão para fazer a torção. Veja se não está caindo para o lado ou para trás e mantenha a cabeça centrada.

3 Inspire e erga o peito. Expirando, gire para a direita desde a base da coluna. Olhe por cima do ombro direito. Segure por oito respirações, depois vire a cabeça para olhar por cima do ombro esquerdo por quatro respirações. Vire os joelhos para a direita e repita do outro lado.

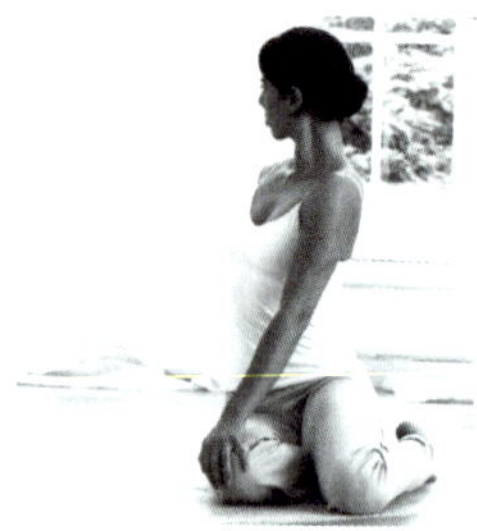

4 (*à direita*) Se este exercício for fácil, volte a fazer a torção colocando a mão direita atrás das costas e segurando o braço esquerdo. Incline-se para a frente e segure o joelho direito com a mão esquerda. Gire para a direita, permitindo que o lado direito do peito vire mais a cada expiração. Fique aí por quatro respirações, depois repita do outro lado.

reavivar o corpo
revigorante

reavive seu corpo e revitalize sua mente

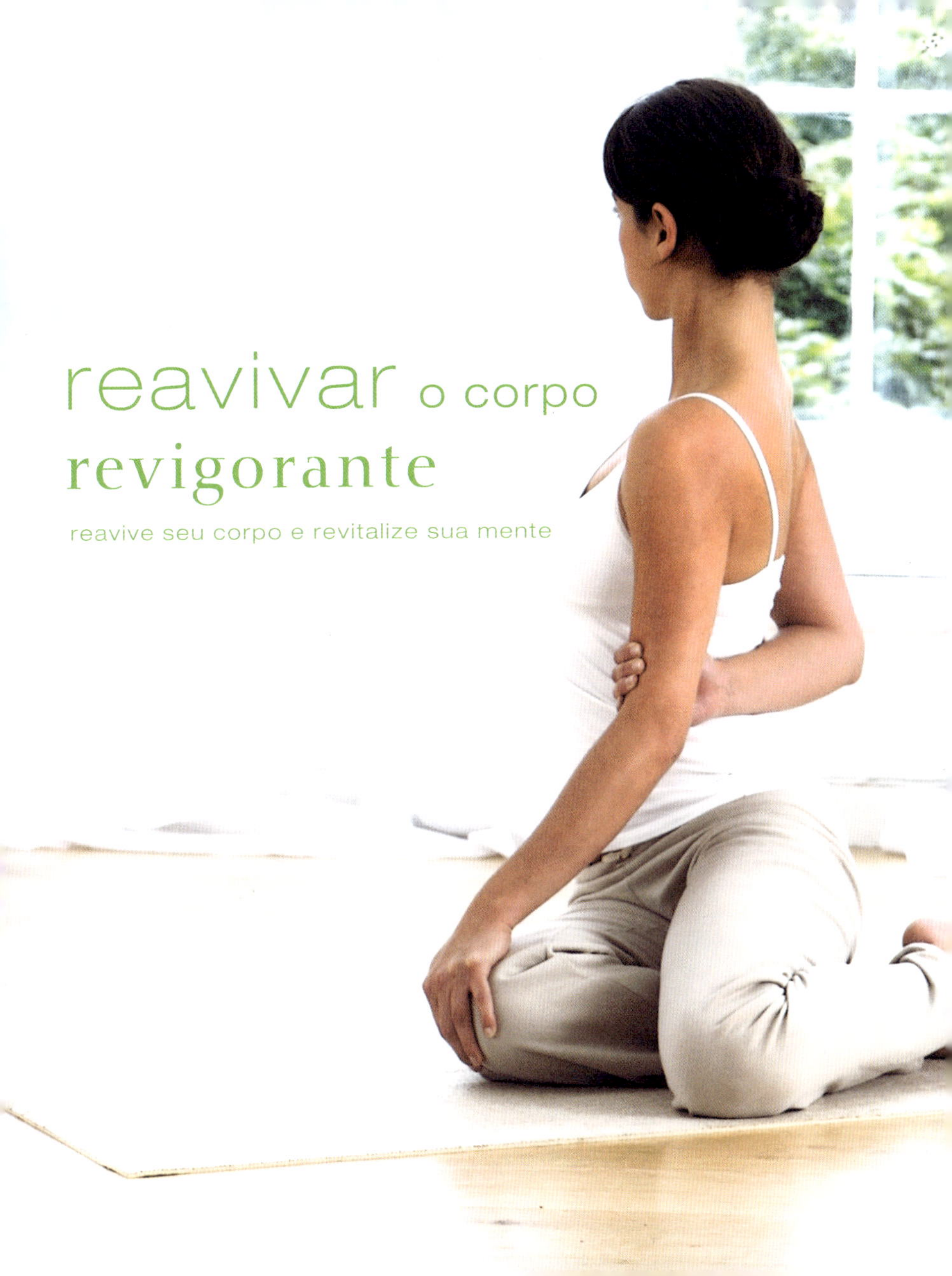

aumentar a energia vital **rejuvenescedora**

aumente dinamicamente sua força e vitalidade

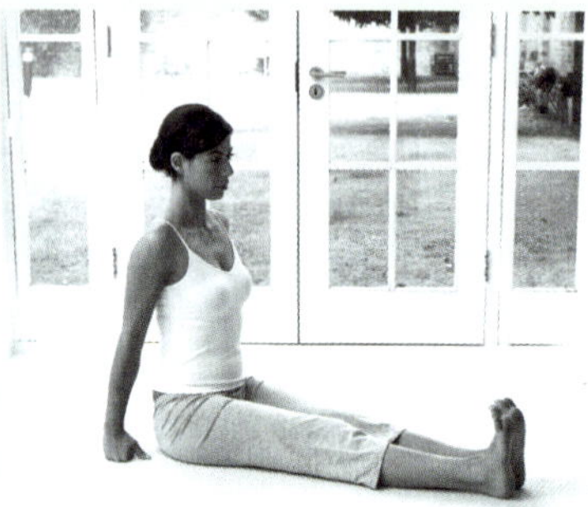

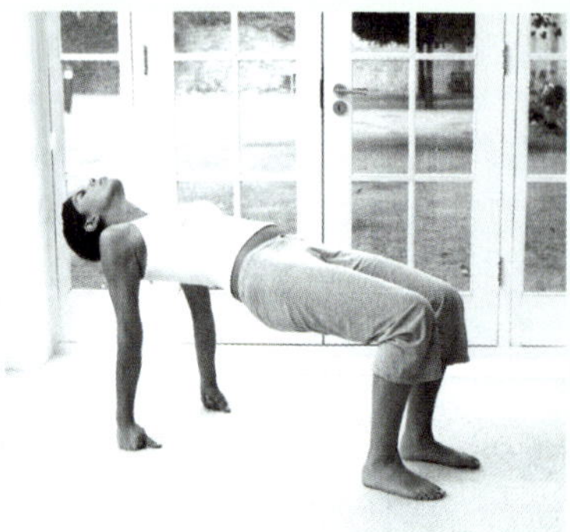

1 Sente-se no chão com as pernas retas à frente. Feche as mãos e apoie-as no chão bem atrás das nádegas. Flexione os tornozelos e alongue os dedos dos pés. Envie uma energia fortalecedora pelos braços e pressione os ombros para longe das orelhas.

2 Dobre os joelhos e erga os quadris, de forma que as solas dos pés fiquem apoiadas no chão e o corpo adquira a forma de mesa. Alongue os braços conscientemente. Escolha a posição mais confortável para o pescoço: olhando para a frente, na direção dos pés, ou para cima.

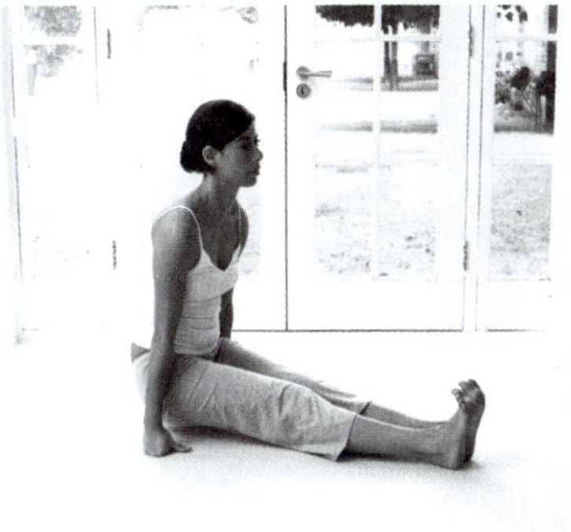

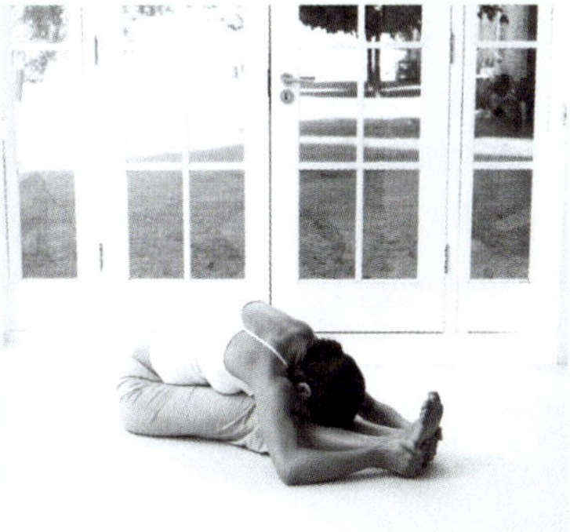

3 Expire e abaixe os quadris enquanto alonga as pernas. Fique com as nádegas ligeiramente erguidas atrás dos punhos. Inspire e dobre os joelhos para erguer novamente os quadris. Expire e fique só com as nádegas erguidas. Inspire para subir novamente. Inspire para subir e expire para descer mais quatro vezes.

4 Agora alongue a parte de trás do corpo com uma flexão. Sentado com as pernas estendidas à frente, dobre-se na altura dos quadris. Dependendo da sua flexibilidade, pegue as coxas, as panturrilhas ou os pés e fique assim, respirando profundamente oito vezes, indo para a frente com o tórax a cada expiração.

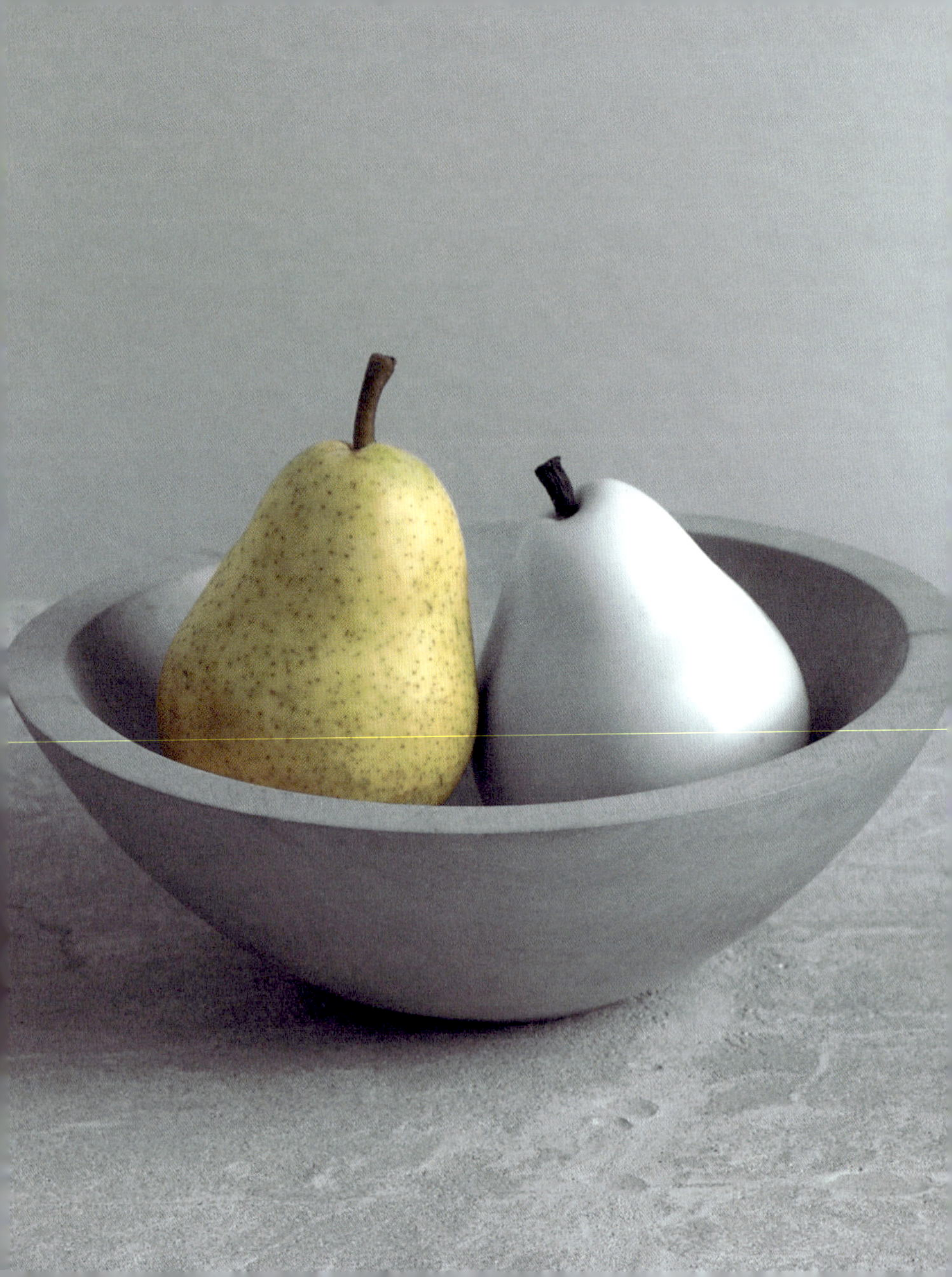

praticar juntos

Aprofunde a amizade, desenvolvendo consciência e sensibilidade com esta prática conjunta. Trabalhar com um parceiro significa a possibilidade de alongar mais profundamente, enquanto a respiração conjunta aprofunda os laços e abre o coração. Aproveite para fortalecer e aumentar a maleabilidade com um grande amigo.

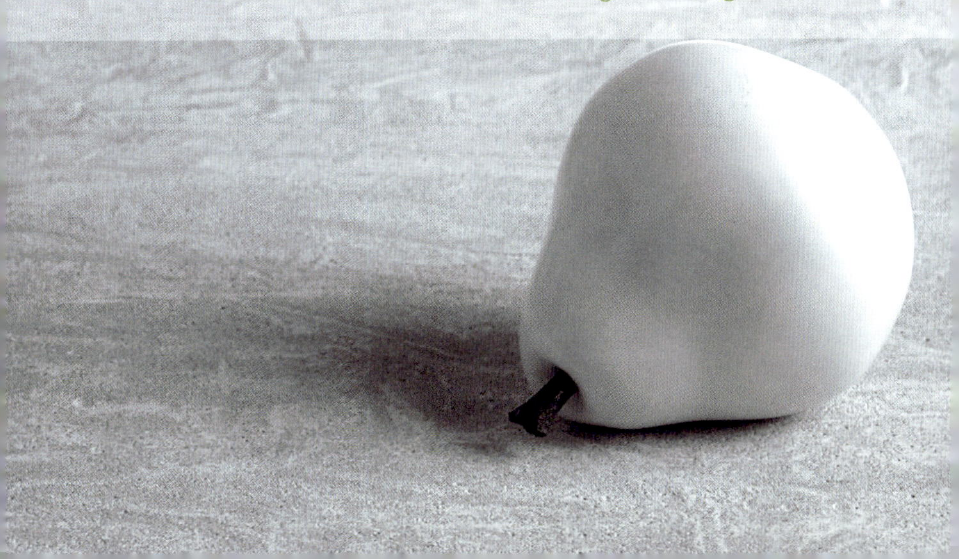

conectar a respiração para equilibrar

solte a respiração e movimente os ombros e o tronco

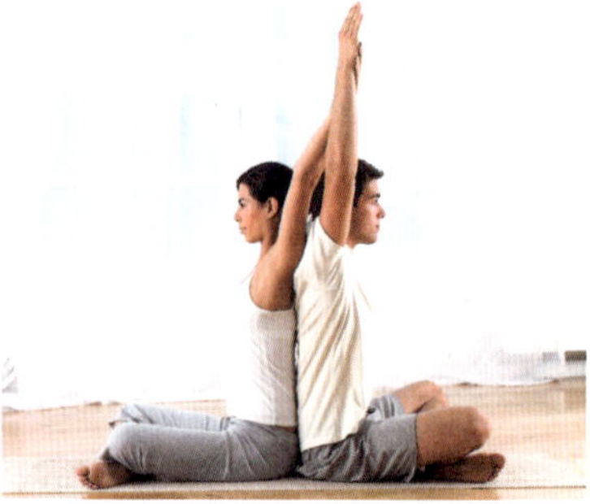

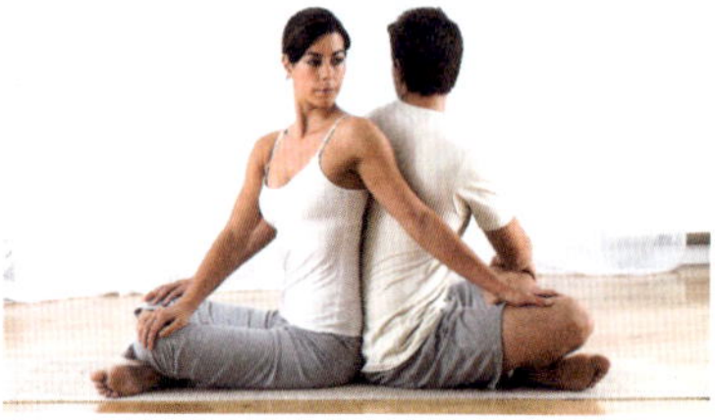

1 Sente-se com as pernas cruzadas, de costas para seu parceiro. Estenda os braços para os lados, cruze os pulsos com os dele, juntando as palmas das mãos ou os pulsos. Ao inspirar, ergam os braços, com os cotovelos dobrados se necessário. Abaixem os braços junto com a expiração. Repitam este ciclo dez vezes.

2 Voltem para a posição inicial. Coloque a mão direita sobre o joelho esquerdo, gire para a esquerda e coloque a mão esquerda atrás, no joelho direito do seu parceiro. Respirem juntos. Ao inspirar, sintam que estão mais altos. Mantenham a posição por cinco respirações, depois repitam do outro lado.

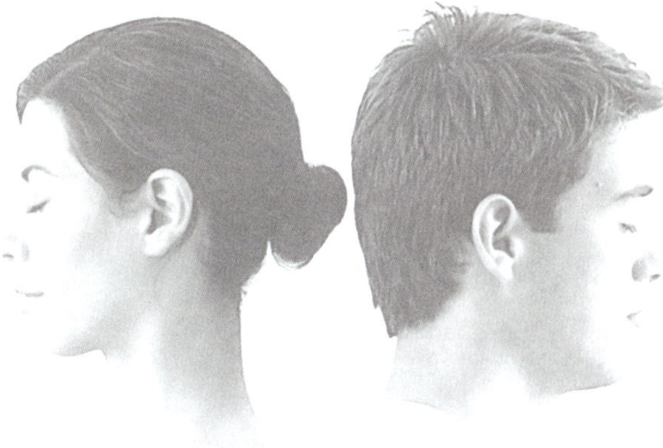

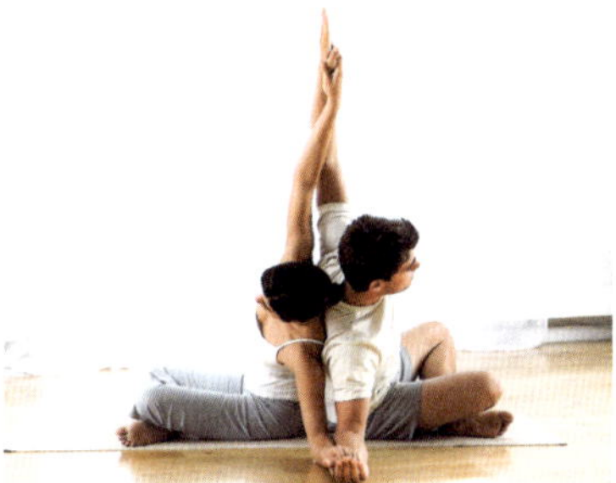

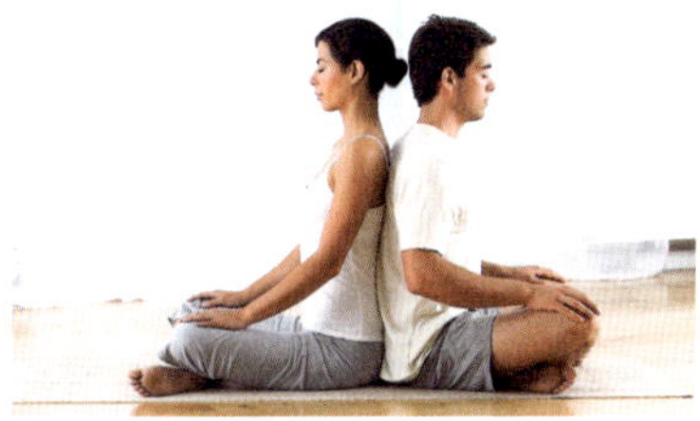

3 Abram os braços novamente, com os pulsos cruzados. Ao inspirar, ergam um dos pares de braços no ar. Expirem para escorregar o outro par de braços no chão, alongando profundamente a lateral. Segurem por cinco respirações. Depois repitam do outro lado.

4 Voltem para a posição inicial e coloquem as mãos sobre os próprios joelhos. Procurem ajudar um ao outro a manter a postura ereta. Fechem os olhos e respirem conscientemente por dois minutos. Observem as costas se expandindo em direção ao parceiro a cada inspiração.

desenvolver a resistência
energizante

revigore-se com a ajuda de um parceiro

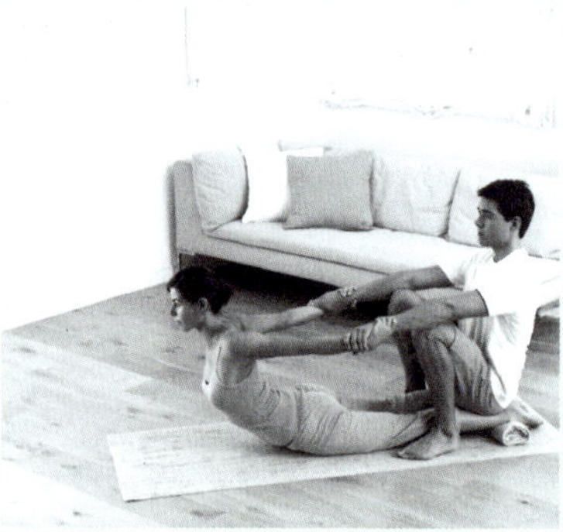

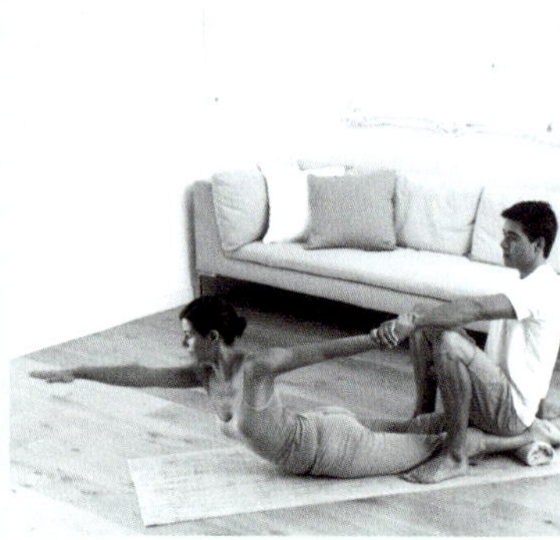

1 Deite-se de barriga para baixo com as pernas juntas, os braços nas laterais e algum apoio, como uma toalha enrolada, debaixo dos tornozelos. Peça ao seu parceiro que se sente sobre os seus tornozelos, de frente para sua cabeça. Erga a cabeça e o peito e trance os pulsos nos de seu parceiro. Fique assim por quatro respirações e depois descanse.

2 Trancem os pulsos novamente. Erga o corpo para fazer a flexão para trás. Ao atingir o máximo, solte o braço direito e estenda-o para a frente. Seu parceiro deve manter reto o braço que segura o seu, inclinando-se para trás e colocando a outra mão no chão. Depois de quatro respirações, mude de braço, depois descanse.

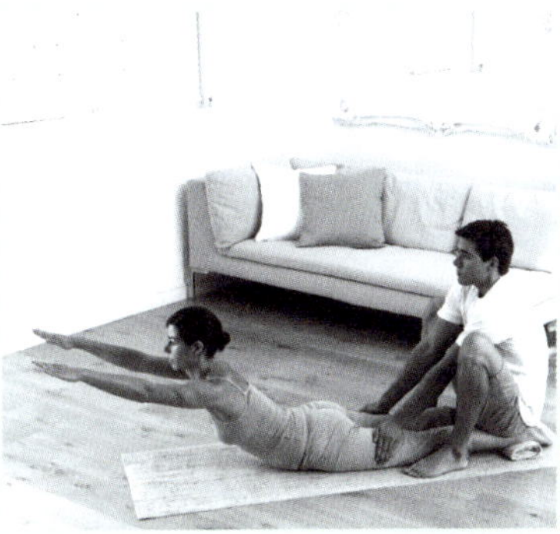

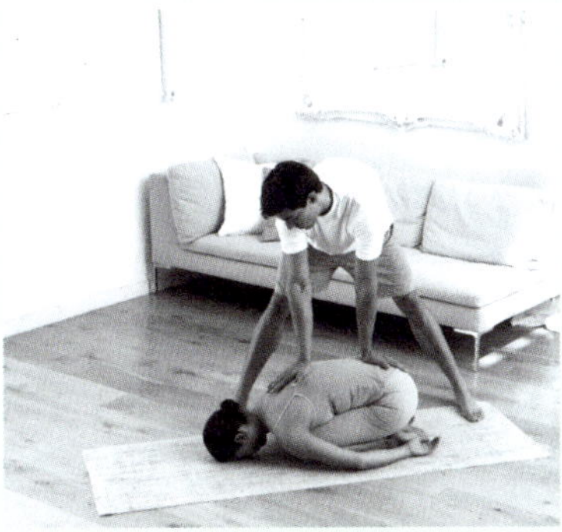

3 Erga-se de novo com a ajuda do seu parceiro e, quando estiver pronto, solte os dois braços à frente. Continue a trabalhar os músculos das costas, levando o peito para a frente. Fique assim por quatro respirações, depois juntem os pulsos atrás novamente. Deixe que seu parceiro o ajude a subir o máximo possível.

4 Sente-se sobre os calcanhares e coloque a testa no chão. Peça a seu parceiro para colocar uma das mãos no meio das suas costas e a outra na base da coluna, pressionando para baixo as duas mãos em sentidos opostos. Aproveite o relaxamento por um minuto e troque, para que seu parceiro pratique o exercício completo.

tornar o quadril flexível
para mobilizar

divirta-se estreitando laços com um amigo
enquanto se alonga profundamente

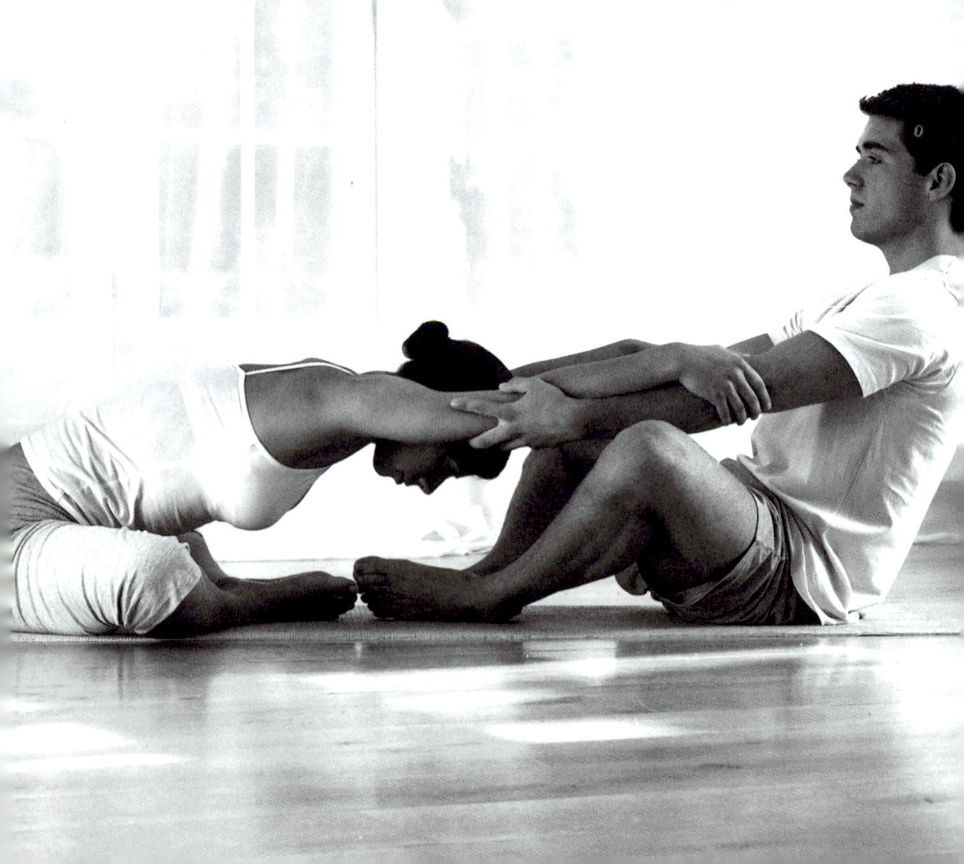

1 Sente-se de frente para seu parceiro, com as solas dos pés juntas e as pontas dos dedos dos pés tocando os de seu parceiro. Segurem os pulsos ou antebraços um do outro. Deixem a coluna se alongar, e os joelhos se abrirem. Comecem a girar a parte de cima do corpo em longos círculos no sentido horário. Cada círculo deve durar uma respiração completa.

2 Veja se não está girando a partir do tronco; desça sua energia para a pelve e mexa-se a partir daí. Faça círculos suaves, generosos, sem pontas. Permita-se sentir o movimento e use o arco das costas para reforçar os músculos abdominais. Depois de dez círculos, mude de direção.

3 (*à esquerda*) Voltem para a posição inicial. Inspire e erga o peito, depois expire e alongue-se para a frente enquanto seu parceiro se inclina para trás. Inspire para voltar ao centro, depois expire para trocar de posição. Continue nesse fluxo por dez respirações, inspirando para voltar ao centro, expirando enquanto cada um se inclina para trás alternadamente.

4 Agora fique na flexão para a frente por oito respirações. Aproveite a sensação de alongamento pelas laterais da cintura. Se você for bastante flexível, talvez seja necessário segurar mais em cima nos braços. A pessoa que estiver se inclinando para trás estará fortalecendo os músculos abdominais. Troquem, depois descansem.

1 (*à direita*) Sente-se de costas para seu parceiro, com as pernas estendidas à frente. Inspirem e sintam-se mais altos. Expire e dobre-se para a frente enquanto seu parceiro se deita sobre sua coluna, com seu peso ajudando você a aprofundar a flexão para a frente. Dependendo da sua flexibilidade, coloque as mãos nas coxas, canelas ou pés. Se sentir que o alongamento está muito forte, dobre os joelhos um pouco.

2 Na próxima inspiração, você e seu parceiro retomam a posição inicial. Na expiração, troquem de posição, de forma que seu parceiro se dobre para a frente. Repita por quatro respirações, prosseguindo nas flexões para a frente e para trás enquanto inspira e expira.

3 Quando estiverem aquecidos, mantenham-se na posição por até dois minutos. O tempo extra permitirá que a respiração de vocês se acalme enquanto aprofundam a postura. O parceiro que estiver flexionando para a frente alongará bem toda a parte de trás do corpo.

4 Enquanto estiver na flexão para trás, conecte-se com a total expansão do peito a cada inalação. Deixe os braços pesarem e as mãos descansarem no chão, os dedos levemente curvados. Se o queixo estiver mais alto do que a testa, coloque alguma coisa sob a cabeça.

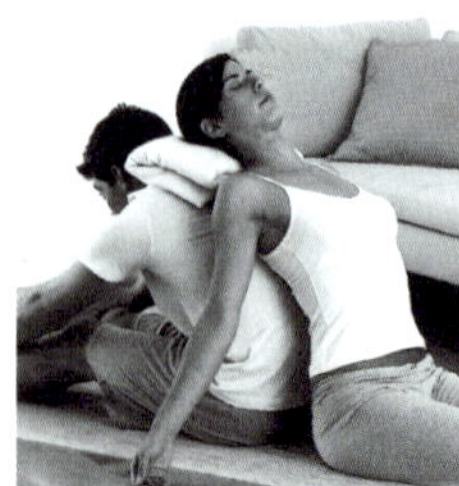

aliviar as costas
para se abrir

entregue-se a flexões para a frente
maravilhosamente relaxantes

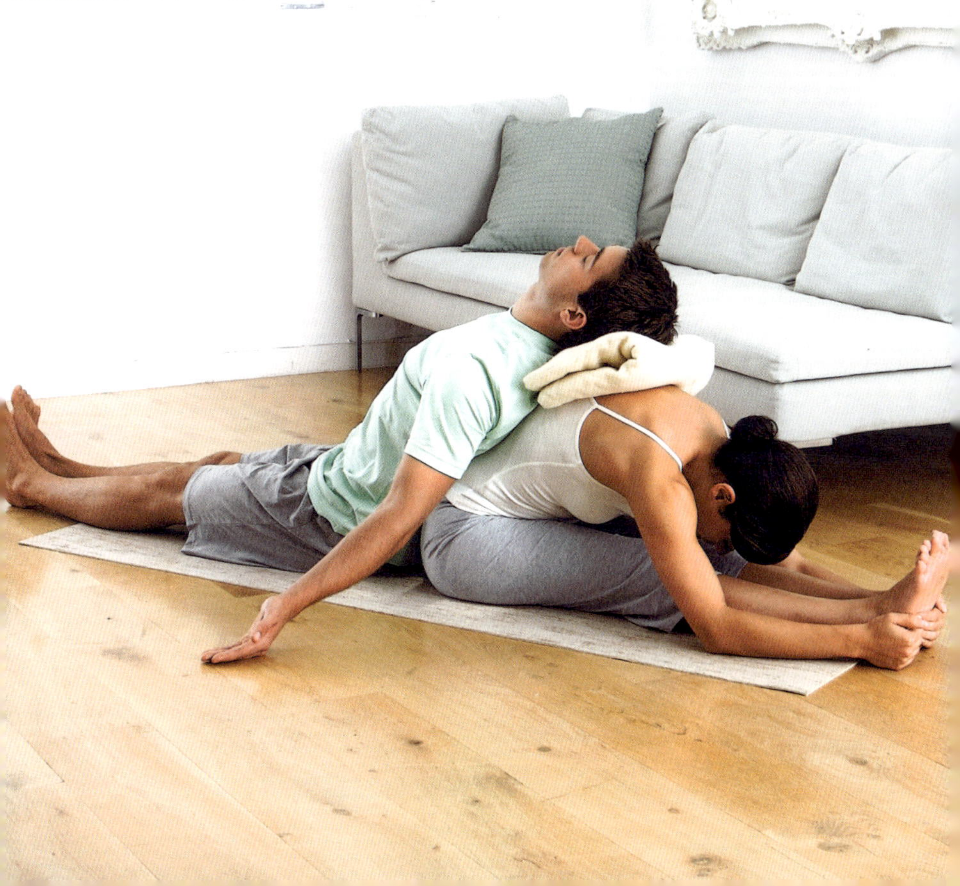

equilibrar o corpo para se soltar

solte quadris, coxas e tronco

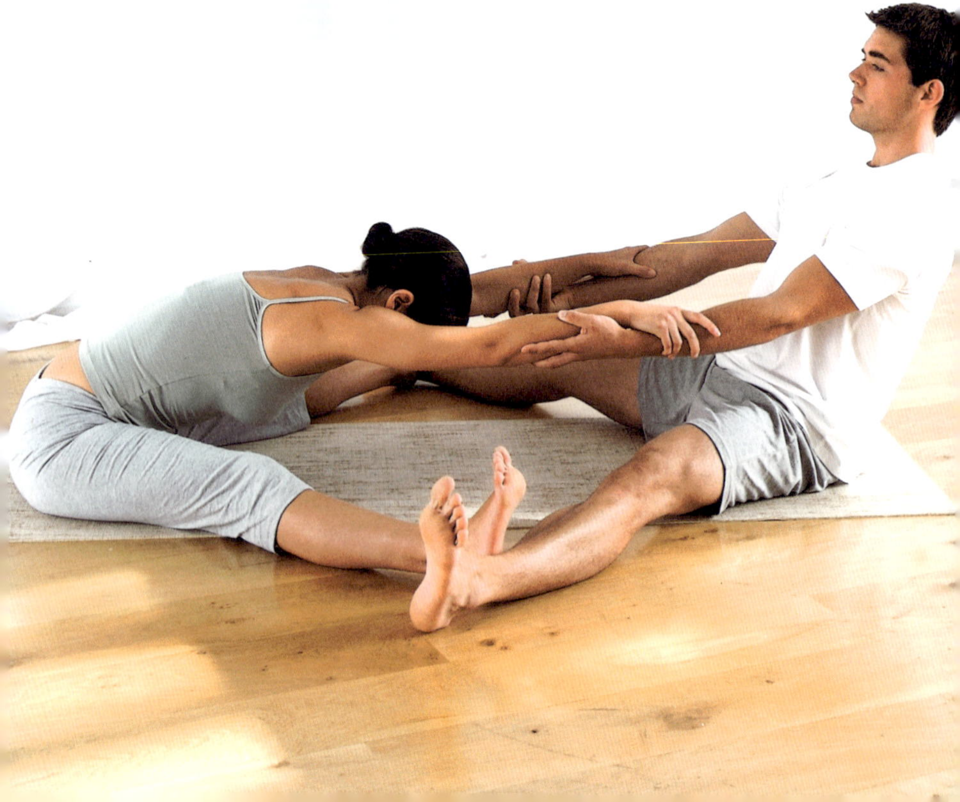

1 Sente-se com as pernas bem abertas, com os pés entre as pernas do parceiro. Deixe o quadril girar para a frente de forma a se sentar sobre os ossos das nádegas. Se sentir que está indo para trás, dobre os joelhos para permitir que sua coluna se erga com menos esforço.

2 (*à esquerda*) Segure os pulsos do seu parceiro. Inspire e alongue-se pela cintura, crescendo. Ao expirar, alongue-se para a frente enquanto seu parceiro se inclina para trás. Inspire para voltar ao centro, e expire para trocar as posições. Continue nesse fluxo por dez respirações, depois cada um segura a flexão para a frente por oito respirações.

3 Com seu parceiro ajudando você a ir para a frente, o trabalho fica mais profundo. Se você for muito flexível, segurem os cotovelos um do outro para que o movimento do parceiro que estiver indo para trás não fique desconfortável. Sinta a coluna se achatar a cada expiração.

4 Agora segure o pulso da mão direita do parceiro com a sua mão direita. Ergam o braço esquerdo no ar e dobrem para a direita para alongar o lado esquerdo. Sintam uma linha de energia do quadril esquerdo à ponta dos dedos. Depois de seis respirações, repitam do outro lado.

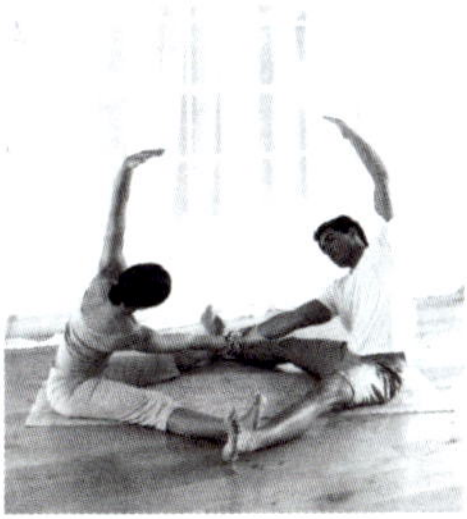

sequências diárias

Experimente estas sequências de ioga sempre que tiver um pouco mais de tempo. Se os exercícios que escolher forem mostrados em um determinado lugar ou horário (por exemplo, no trabalho ou no sofá), lembre-se de que pode praticá-los a qualquer hora, em qualquer local.

para desligar em meia hora

para acalmar em meia hora

para estabilizar em meia hora

para desestressar em uma hora

para revigorar em uma hora

para reenergizar em uma hora

índice

agradecimentos

Os editores agradecem a Chrissy Cairns e Maxwell Roche pelo trabalho como modelos, a Nicky West pela consultoria sobre as posturas de ioga durante as fotos, a Alice Theobald do Joy Goodman pelo cabelo e maquiagem dos modelos e a Adam Giles pelo trabalho de assistência de fotografia.